Anschrift des Verfassers:
Professor Dr. med. Sawko Wassilew
Städtische Krankenanstalten, Dermatologische Klinik
Lutherplatz 40
4150 Krefeld 1

CIP-Kurztitelaufnahme der Deutschen Bibliothek

Wassilew, Sawko:
Hautmykosen : Farbatlas / Sawko Wassilew. –
München ; Wien ; Baltimore : Urban & Schwarzenberg, 1985.
ISBN 3-541-11431-2

Lithographie: Brend'amour Simhart & Co., Graphische Kunstanstalt, München
Satz und Druck: Kastner & Callwey, München. Printed in Germany
Bindung: Conzella Verlagsbuchbinderei Urban Meister, Aschheim

ISBN 3-541-11431-2

Vorwort

Über das Vorkommen von Pilzerkrankungen beim Menschen gibt es nur wenige epidemiologische Daten. Auffällig ist, daß in den Vereinigten Staaten und in Europa immer häufiger Patienten den Arzt aufsuchen, die meinen, an einer Pilzinfektion erkrankt zu sein. Nach vorliegenden Angaben scheinen Hautmykosen in den letzten zwei Jahrzehnten zugenommen zu haben. Dies ist erstaunlich, da effektive Behandlungsmöglichkeiten eher ihre Abnahme erwarten ließen. Die Ursachen für diese Diskrepanz sind vielfältig. Möglicherweise werden Schwierigkeiten bei Diagnostik und Therapie von Mykosen unterschätzt, so daß Fehldiagnosen den Eindruck über die Häufigkeit von Hautmykosen verzerren.

Das vorliegende Büchlein wendet sich an Studenten und Ärzte aller Fachrichtungen, die mit Pilzinfektionen durch Dermatophyten der Haut konfrontiert werden. Es soll Verständnis für diese Erkrankungen wecken und auf die notwendigen diagnostischen Maßnahmen hinweisen, ohne die eine erfolgreiche und letztlich kostengünstige Therapie nicht möglich ist. Auf keinen Fall soll es die vorhandenen Lehrbücher ersetzen.

Die Gliederung erfolgte für den praktischen Gebrauch nach der Lokalisation der Mykosen. Wenn von seltenen oder häufigen Erregern und Infektionen die Rede ist, bezieht sich dies auf die Erfahrungen an der Universitätshautklinik Hamburg und auf Literaturberichte aus Mitteleuropa.

Viele haben direkt und indirekt an dem Büchlein mitgewirkt und besonderer Dank ist meinem dermatologischen Lehrer, Herrn Prof. Th. Nasemann, für die vielfältigen Anregungen, und meinem mykologischen Lehrer, Herrn Prof. H. Rieth, für die Durchsicht des Manuskriptes abzustatten. Besonderer Dank gilt auch Frau Vera Splanemann für die Herstellung der abgebildeten Pilzkulturen.

Das Bildmaterial wurde zum größten Teil von Herrn B. Schipke an der Universitätshautklinik Eppendorf angefertigt.

Schließlich danke ich dem Verlag für die gute Zusammenarbeit.

Krefeld, Januar 1985 *Sawko Wassilew*

Inhalt

Hautmykosen

Über das Vorkommen von Pilzerkrankungen beim Menschen gibt es nur wenige epidemiologische Daten. Auffällig ist, daß in den Vereinigten Staaten und in Europa immer häufiger Patienten den Arzt aufsuchen, die meinen, an einer Pilzinfektion erkrankt zu sein. Nach vorliegenden Angaben über die Häufigkeit von Mykosen, insbesondere Hautmykosen, scheinen diese in den letzten zwei Jahrzehnten zugenommen zu haben. Dies ist erstaunlich, da effektive Behandlungsmöglichkeiten eher eine Abnahme der Mykosen erwarten ließen. Die Ursachen für diese Diskrepanz sind vielfältig. Die folgenden Erklärungen sind möglich:

- Mykosen werden oft von Ärzten diagnostiziert und therapiert, die auf diesem Gebiet nicht ausreichend ausgebildet sind.
- Fehldiagnosen verzerren den Eindruck über die Häufigkeit von Mykosen.
- Effiziente Therapeutika werden nicht lange genug verschrieben und nicht entsprechend angewandt.

Schwierigkeiten resultieren auch aus der unübersichtlichen Nomenklatur der Mykosen und ihrer Erreger. Besonders im Bereich der Dermatomykosen wird immer noch eine fixe Beziehung zwischen Erreger und Krankheitserscheinung angenommen, die, von wenigen Ausnahmen abgesehen, nicht existiert. Es gibt kein Gesetz von der Spezifität der Läsionen.

Nomenklatur

Im angloamerikanischen Sprachgebiet hat sich der Universalterminus *Tinea* durchgesetzt. Er wird ergänzt durch nosologische, ätiologische und topographische Angaben. Hierzu gehören z. B. Tinea granulomatosa, Tinea versicolor, Tinea capillitii. Im amerikanischen Schrifttum werden Infektionen mit Dermatophyten, Schimmelpilzen und Hefepilzen als Tinea bezeichnet. In Europa setzt sich die Bezeichnung Tinea für die *Dermatophyten-Infektionen* der Haut durch. Dieser Begriff wird ergänzt durch topographische Angaben, z. B. Tinea barbae, Tinea faciei, Tinea corporis, Tinea inguinalis, Tinea manuum, Tinea peduum, Tinea unguium u. a. Verwirrend ist, daß dieser an der Morphe der klinischen Läsion »Ringwurm« orientierte Ausdruck auch für nicht pilzbedingte Erkrankungen weiter benutzt wird, wie beispielsweise die Tinea asbestina amiantacea.

Einfach und doch exakt kann bei Verdacht auf Pilzinfektionen auch die Bezeichnung *Mykose* gewählt und durch topographische Angaben erläutert werden, z. B. Mykose des behaarten Kopfes, Mykose der Leiste, Zwischenzehenmykose und Nagelmykose.

Eine anatomisch klinische Klassifikation, an der sich auch die Therapie orientieren kann, unterscheidet zwischen

- Mykosen, die auf keratinisierte Strukturen limitiert sind,
- perforierenden Mykosen und
- Krankheiten, bei denen Pilze aktiv in Gewebe einwandern.

Infektionen der Epidermis von Händen und Fußsohlen (Epidermomykosen) oder auch Infektionen der Haare und Nägel (Trichomykosen, Onychomykosen) sind beispielsweise auf keratinisierte Strukturen limitiert (Abb. 1, 2).

Davon schon klinisch abtrennbar sind perforierende Mykosen. Diese können Mykosen der Haarfollikel sein, z. B. wie bei den durchaus verwendbaren historischen Diagnosen Kerion Celsi, Sycosis barbae und Favus. Dies sind Erkrankungen, bei denen durch Perforation und Superinfektion der Haarfollikel zugrunde geht und die daher narbig abheilen (Abb. 3).

Hiervon wiederum abzutrennen sind Mykosen, bei denen die Pilze aktiv in die Dermis einwandern. Hierzu gehört z. B. das Granuloma MAJOCCHI (Abb. 4).

Am Erreger orientieren sich Krankheitsbezeichnungen wie Trichophytie, Epidermophytie oder Kandidose.

Diagnostik

Zur Diagnose einer Pilzinfektion gehört der Nachweis des Erregers. Die Bestimmung des Erregers ist einfach, wenn das richtige Untersuchungsmaterial am richtigen Ort mit richtiger Technik abgenommen wird und vom Fachkundigen, z. B. Dermatologen, untersucht wird.

Auf die optimale Technik der Materialentnahme wird bei den einzelnen Krankheitsbildern eingegangen.

Bei der Diagnose von Mykosen muß unterschieden werden zwischen:

- Schnelldiagnose: *Nativpräparat*
- Exakte Diagnose: *kulturelle Erregeridentifizierung*

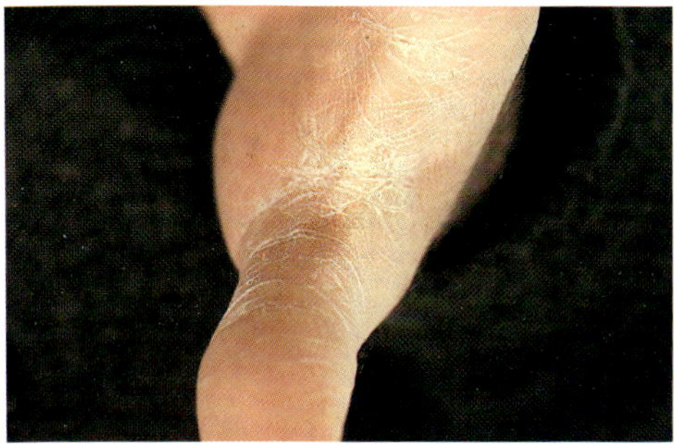

Abb. 1: Epidermomykose, lamellöse Schuppung und ein diskretes Erythem deuten auf die Pilzinfektion hin.

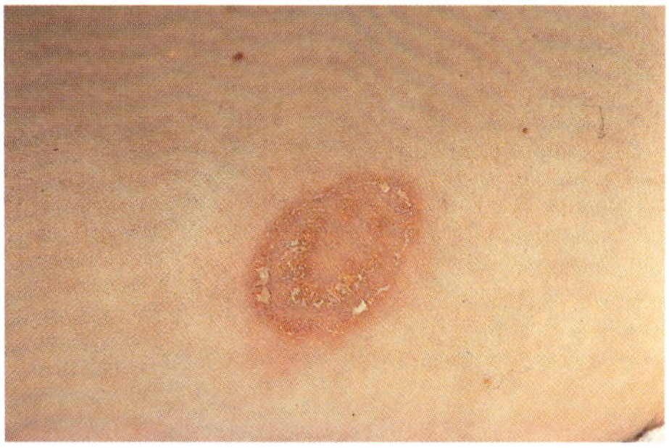

Abb. 2: Epidermomykose, Streuherd einer Mikrosporie.
Die randbetonte Schuppung mit Knötchen und vereinzelten Pusteln sind klinisch typische Zeichen einer Pilzinfektion.

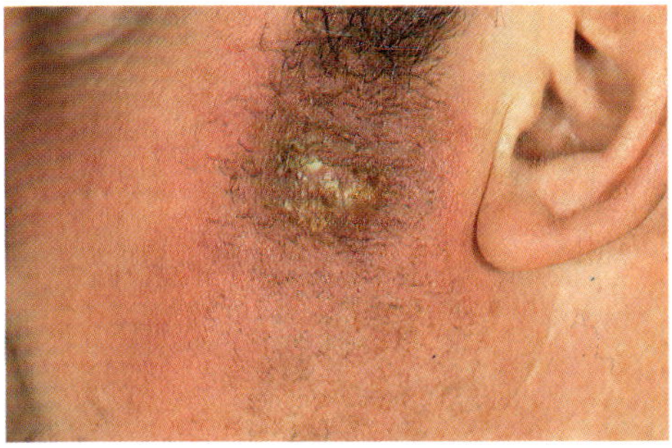

Abb. 3: Perforierende Mykose, Bartmykose durch Trichophyton verrucosum, bei dem der Pilz in die Follikeln eingewachsen ist und in das umgebende Gewebe rupturierte. Die umgebende entzündliche Reaktion ist erheblich.

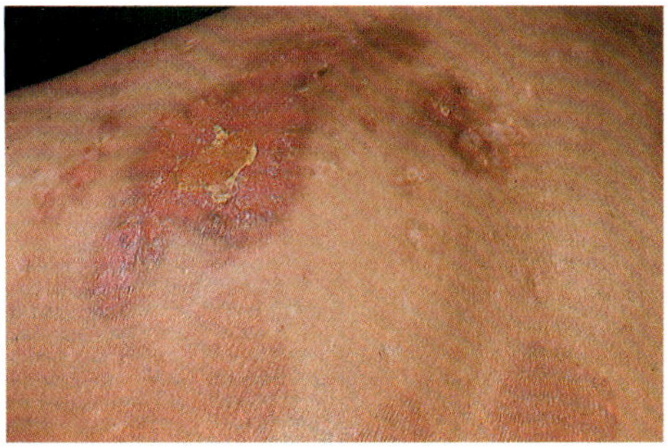

Abb. 4: Granuloma MAJOCCHI, aus den teilweise einschmelzenden Granulomen wurde Trichophyton rubrum kulturell nachgewiesen.

Die notwendigen Instrumente sind:

- Sterilisierte, wiederverwendbare, nicht zu scharfe Metallskalpelle zur Materialentnahme
- Petrischalen zum Auffangen des Materials
- Tupfer
- 70%iger Alkohol zur Vorreinigung und Desinfektion
- Scheren oder scharfe Löffel zum Freilegen der Entnahmestelle, z.B. am Nagel
- Pinzetten zur Haarepilation
- Wood-Lampe zur Komplettierung diagnostischer Möglichkeiten

Die Nativuntersuchung von Abstrichmaterial oder in 15%iger Kalilauge aufgelösten Schuppen erlaubt nur eine Verdachtsdiagnose. Eine Erregeridentifizierung ist nicht möglich. Zwischen Krankheitserreger und Kontamination kann nicht unterschieden werden.

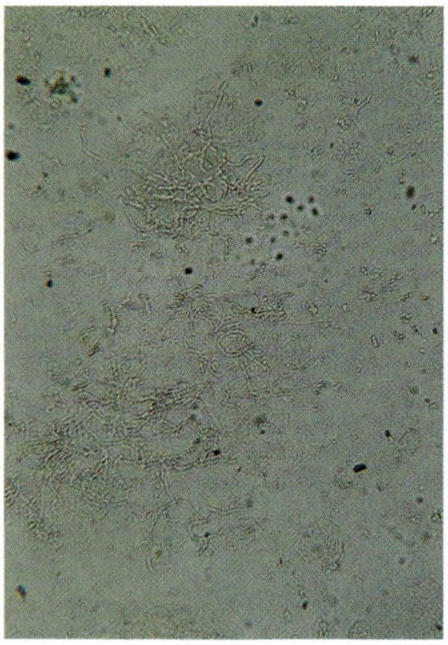

Abb. 5: Nativpräparat, ca. 100fach.

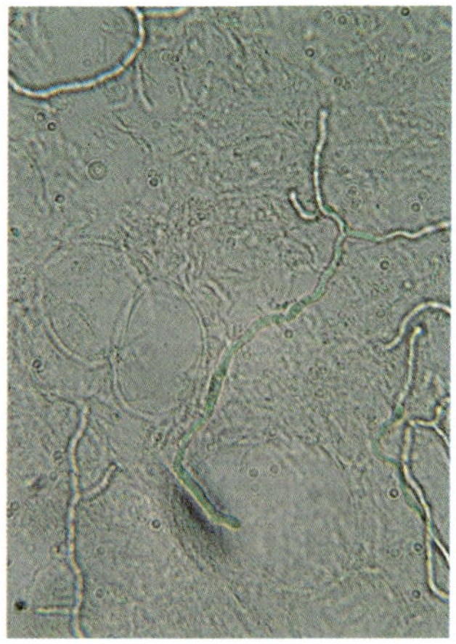

Abb. 6: Nativpräparat, ca. 400fach.

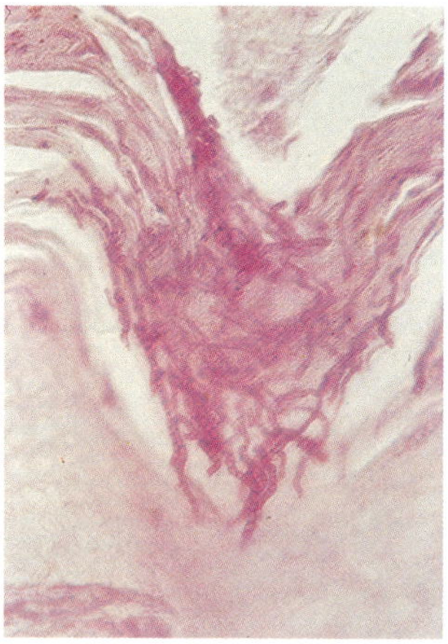

Abb. 7: Pilzhyphen im histologischen Präparat.

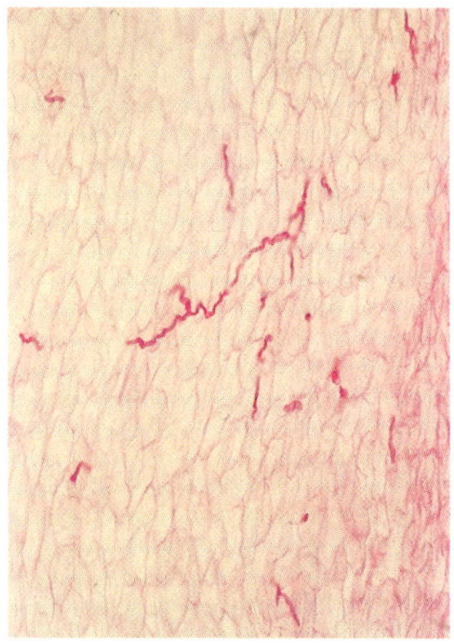

Abb. 8: Pilzhyphen im histologischen Präparat.

Im Nativpräparat sind Myzelfäden auch ohne Färbung deutlich erkennbar. Die doppeltkonturierten Myzelien lassen sich von den ebenfalls doppeltkonturierten Hornzellgrenzen gut unterscheiden (Abb. 5 und 6). Beim histologischen Pilznachweis in der PAS-Färbung stellen sich Hyphen in den Hornanteilen eines Follikels (Abb. 7) oder in abgeschnittenen Nagelmaterialien (Abb. 8) dar.

Beispiel

Ein Teil der abgenommenen Hautschuppen wird auf einem Objektträger in 15%iger Kalilauge unter vorsichtiger Erwärmung gelöst, mit einem Deckgläschen abgedeckt und unter dem Mikroskop mit dem 10er- bis 16er-Objektiv nach Sporen und Myzel untersucht. Eine Anfärbung der Pilzelemente mit Parkertinte ist möglich, ersetzt aber nicht die notwendige Erfahrung bei dieser Schnelldiagnostik. Sie dauert ca. 10 Minuten. Eine Variante dieser Methode ist der Nachweis von Pilzzellen im histologischen Schnitt durch Spezialfärbungen, wie z. B. die Perjodsäure-Schiff(PAS)-, Gömöri- und Grocott-Färbung.

Erregeridentifizierung

Zur genauen Differenzierung der Erreger sind spezielle Nährböden notwendig, die im Handel erhältlich sind. Die gebräuchlichsten sind Sabouraud- und Kimmig-Agar. *Für den Geübten ist die Erregerdiagnose meist makroskopisch anhand von Wuchsformen und Farben der Kultur möglich. Durch Betrachten der Pilzkulturstrukturen mit Spezialobjektiven, die einen weiten Abstand zum Objekt zulassen, können die Pilze zu 95% exakt bestimmt werden.* Gelingt dies nicht, so sind Vergleichs- und Mikrokulturen notwendig, wie sie in dermatologischen Laboratorien durchgeführt werden. Die kulturelle Identifizierung anhand des Wachstums dauert bei Dermatophyten 2–4 Wochen, bei Hefen 3–4 Tage und bei pathogenen Schimmelpilzen 1–2 Wochen.

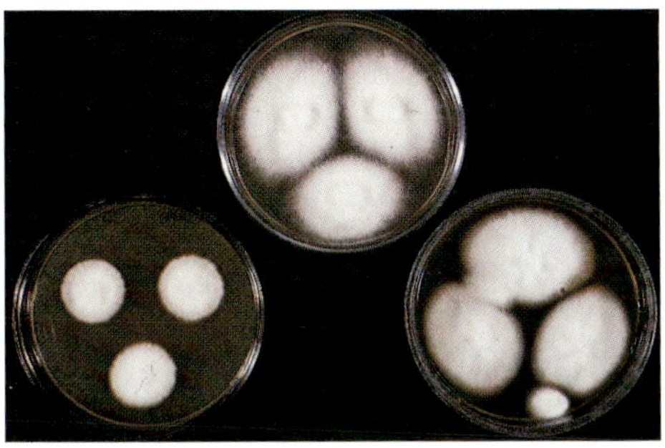

Abb. 9: Trichophyton rubrum.

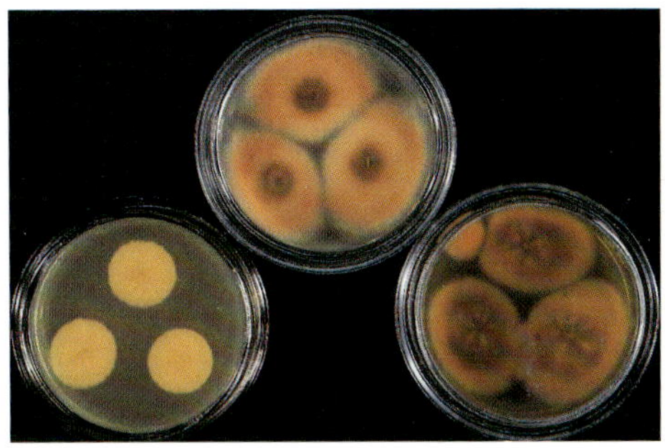

Abb. 10: Trichophyton rubrum.

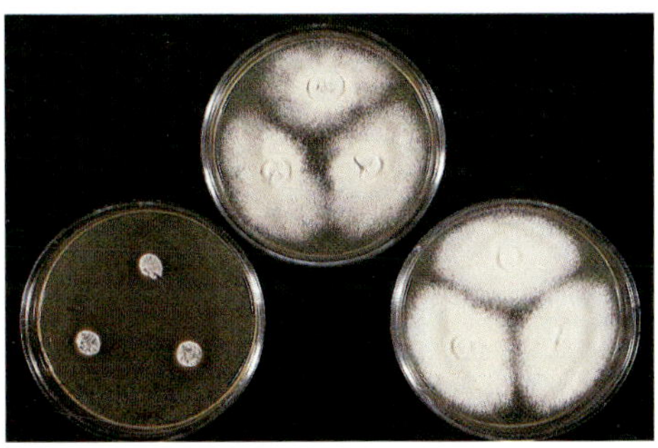

Abb. 11: Trichophyton mentagrophytes.

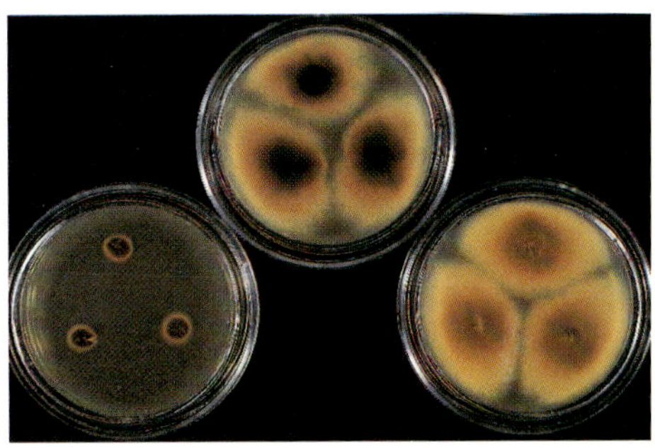

Abb. 12: Trichophyton mentagrophytes.

Die häufigsten Dermatophyten, wie Trichophyton rubrum und Trichophyton mentagrophytes, zeigen auf unterschiedlichen Nährböden verschiedenartiges Wachstum.
Oben: Kimmig-Agar; unten rechts: Sabouraud-Glukose-Agar; unten links: Sabouraud-Pepton-Agar.

Die Charakteristika, an denen diese Pilze zu erkennen sind, bilden sich bei Wachstum auf Kimmig-Agar am konstantesten und deutlichsten aus. Beispielsweise die samtartige Oberfläche bei Trichophyton rubrum mit schubweisem Wachstum, so daß der Eindruck einer Kokarde entsteht (Abb. 9), sowie typische Farbstoffbildung (Abb. 10). Trichophyton mentagrophytes zeigt mehr granuläres Wachstum (Abb. 11). Eine Kokardenbildung ist nicht zu erkennen, der Farbstoff ist braunrot (Abb. 12).

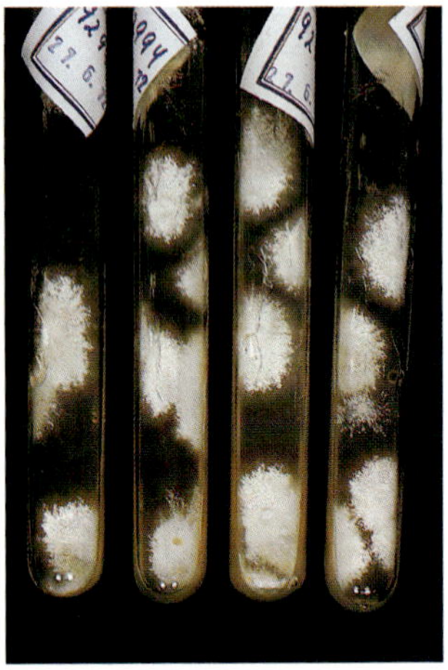

Abb. 13: *Trichophyton mentagrophytes*, Kimmig-Agar.

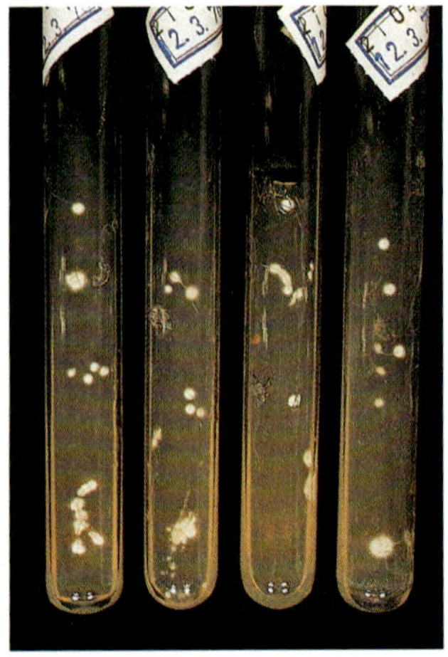

Abb. 14: *Trichophyton verrucosum*, Kimmig-Agar.

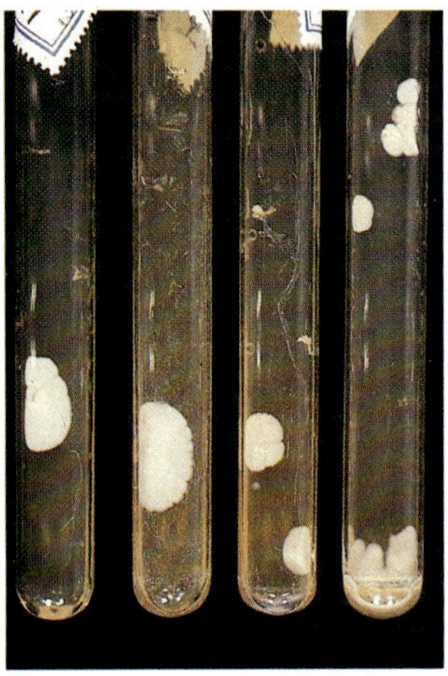

Abb. 15: Pathogene Hefen, Kimmig-Agar.

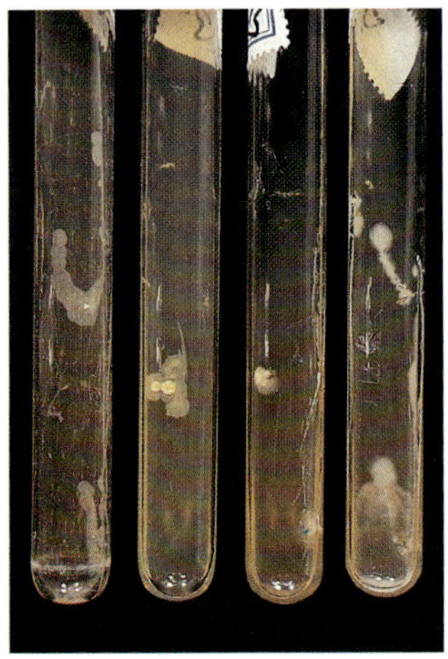

Abb. 16: Bakterien, Kimmig-Agar.

Für die Laborroutine eignet sich am besten die Überimpfung von Materialien auf verschließbare Schräg-Agar-Röhrchen. Die granuläre Oberfläche von Trichophyton mentagrophytes (Abb. 13) ist deutlich zu erkennen. Schnelles oder langsames Wachstum wird an der Größe der Einzelkulturen sichtbar (Abb. 14). Pathogene Hefen bilden kein Luftmyzel. Ihre Oberfläche hat in der Kultur einen typischen perlmuttartigen Glanz (Abb. 15). Zur weiteren Identifizierung ist das Anlegen von Reis-Agar-Platten notwendig. Bakterien sind durch ihre schleimige Oberfläche gut von den Hefen zu unterscheiden (Abb. 16).

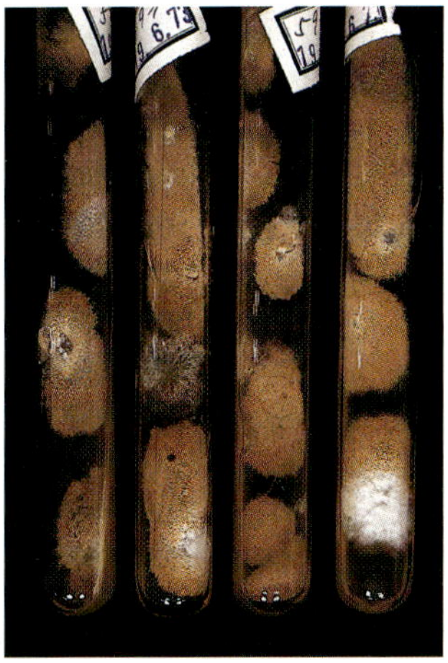

Abb. 17: Scopulariopsis brevicaulis, Kimmig-Agar.

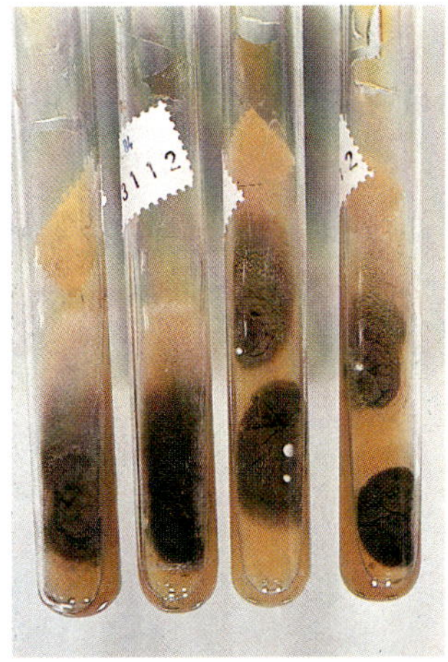

Abb. 18: Brauner Schimmel, Kimmig-Agar.

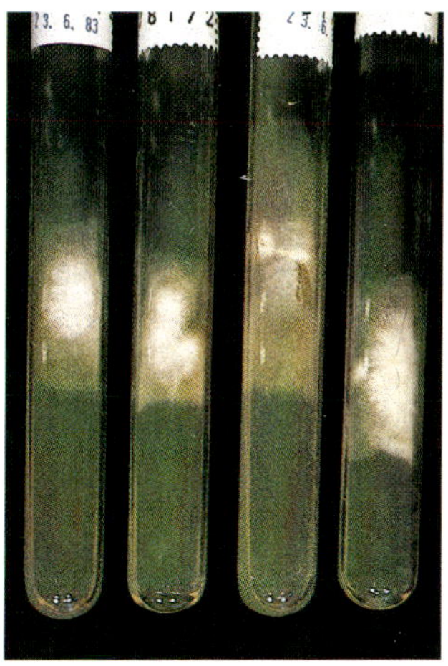

Abb. 19: Microsporum canis, Kimmig-Agar.

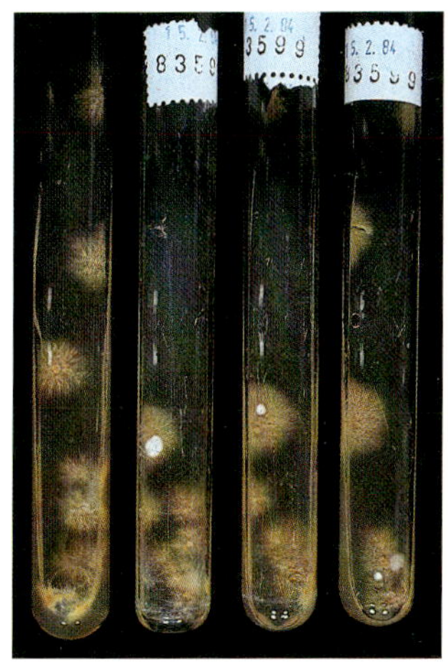

Abb. 20: Epidermophyton floccosum, Kimmig-Agar.

Auch bei farbigen Kulturen muß an pathogene Pilze gedacht werden. Zu den pathogenen Schimmelpilzen gehört Scopulariopsis brevicaulis (Abb. 17). Typischerweise ist er gelb- bis braungefärbt und bildet im Wachstumsverlauf weiße Flocken. Anflugkeime sind leicht von Scopulariopsis brevicaulis zu unterscheiden, wie der braune Schimmel mit nichtgranulierter Oberfläche (Abb. 18). Gelblich tingierte schnellwachsende Kulturen mit ausgeprägtem Luftmyzel sind charakteristisch für Microsporum canis (Abb. 19). Bräunlich gefärbte Kulturen mit ausgeprägtem Wachstum in den Agar hinein und der Ausbildung weißer Myzelflocken sind typisch für Epidermophyton floccosum (Abb. 20).

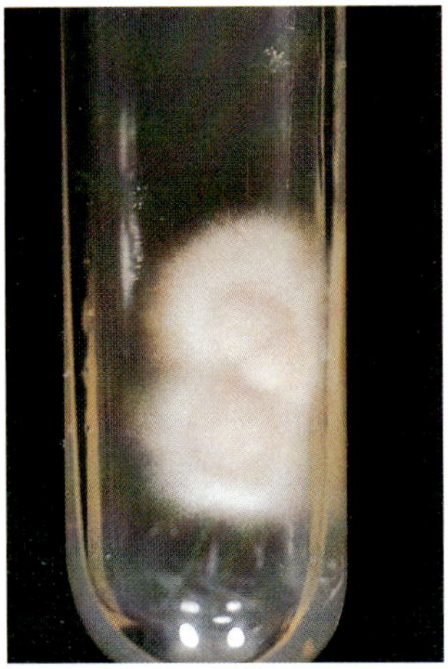

Abb. 21: Trichophyton rubrum, Kimmig-Agar.

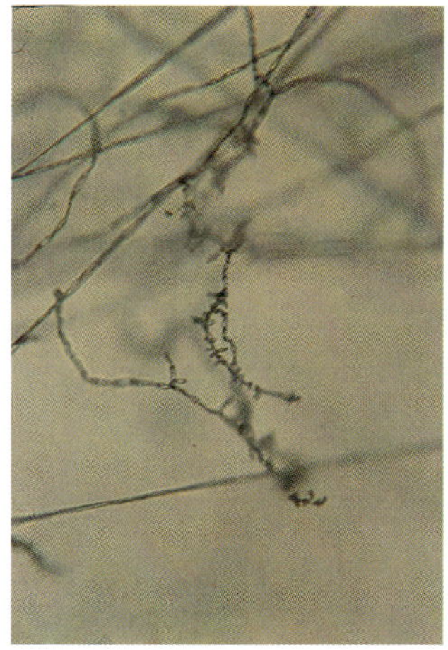

Abb. 22: Trichophyton rubrum, Kimmig-Agar.

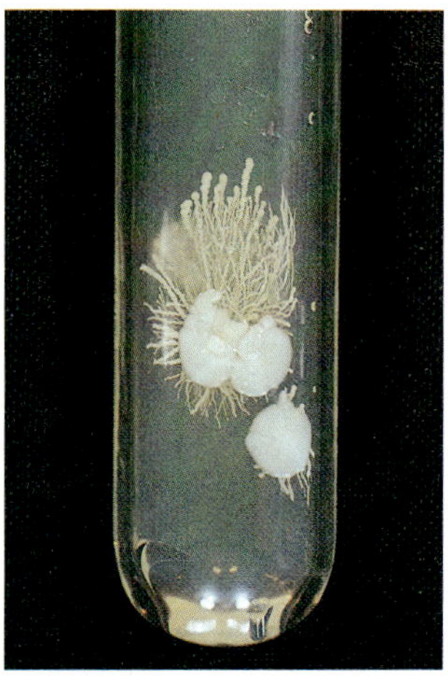

Abb. 23: Candida albicans, Kimmig-Agar.

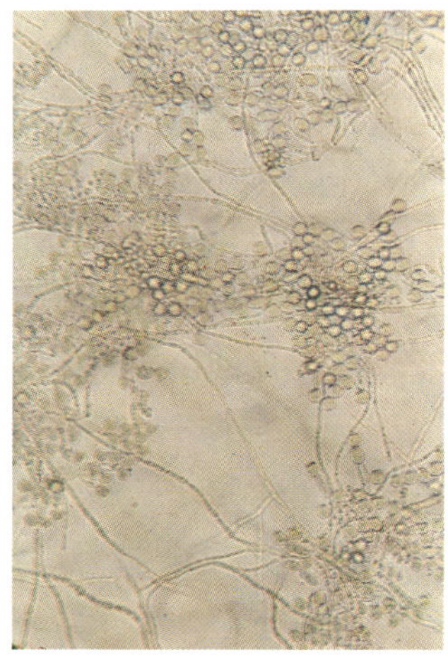

Abb. 24: Candida albicans, Reis-Agar.

Auf Kimmig-Agar wird das pelzige Luftmyzel und das kokardenförmige Wachstum von Trichophyton rubrum besonders deutlich (Abb. 21). Mikroskopisch betrachtet werden auf Kimmig-Agar seltener Makrokonidien als beispielsweise auf Glukose-Agar gefunden. Die an den Myzelfäden aufgereihten Mikrokonidien von Trichophyton rubrum sind jedoch gut zu erkennen (Abb. 22). Candida albicans zeichnet sich durch ausgeprägtes wurzelförmiges Wachstum in den Agar aus (Abb. 23). Auf Reis-Agar bilden sich neben Blastosporen und Pseudomyzelien die charakteristischen Chlamydosporen aus (Abb. 24).

Beispiel für Spezialobjektive:

UD 16/0.17 Fa. Zeiss
UD 40/0650 Fa. Zeiss

Zu beachten ist die ordentliche Entsorgung der infizierten Materialien und Nährböden. Dies ist über die normale Abfallbeseitigung nach *Autoklavieren* möglich oder über hierfür geeignete Müllverbrennungsanlagen.

Therapie

Die tabellarische Darstellung erhebt keinen Anspruch auf Vollständigkeit

Symptomatische antientzündliche Therapie

Prinzip: Schnell wirksam, juckreiz- und schmerzstillend, aber nur kurzfristig, möglichst nicht länger als eine Woche anwendbar, kombinierbar mit Desinfizienzien

Substanz und Dosierung	Präparate	Besonderheiten
feuchte Umschläge andauernd	Wasser mit oder ohne desinfizierende Zusätze	keine
fluorierte Glukokortikoide 3 × tgl.		nur Lotionen, Lösungen oder Cremes sollten angewandt werden, unbedingt *nur kurzfristige* Anwendung
synthetische Detergenzien 2 × tgl.	Dermowas Satina flüssig u. v. a.	im Fußbad und als Seifenersatz verwendbar, gründlich abspülen und abtrocknen

Lokale spezifische Therapie

Substanz und Dosierung	Präparate	Besonderheiten
Desinfizienzien 3 × tgl.	Merfen-Tinktur	breites Spektrum, schlechte Penetration
Farbstoffe: 1%ige wäßrige Malachitgrün-Lösung 3 × tgl.		breites Spektrum, schlechte Penetration, großflächig anwendbar
Solutio Castellani »neu« 3 × tgl.		breites Spektrum, schlechte Penetration, nicht großflächig anwendbar

Substanz und Dosierung	Präparate	Besonderheiten
Ciclopiroxolamin 2 × tgl.	Batrafen-Lösung, -Creme, -Puder	breites Spektrum, wirksam gegen grampositive und gramnegative Bakterien, gute Penetration
Imidazolderivate: Clotrimazol 2–3 × tgl.	Canesten-Creme, -Lösung, -Spray, Mono Baycuten	breites Spektrum, wirksam gegen grampositive Bakterien, mäßige Penetration
Miconazolnitrat 2–3 × tgl.	Daktar-Creme, -Lösung, -Lotio, Epi-Monistat-Creme	breites Spektrum
Econazolnitrat 2 × tgl.	Epi-Pevaryl-Creme, -Lotio, -Spray	breites Spektrum
Isoconazolnitrat 2–3 × tgl.	Travogen-Creme, -Lösung	breites Spektrum
Bifonazol 1 × tgl.	Mycospor-Creme, -Gel, -Spray	breites Spektrum, einfache Anwendung
Amphotericin B 3 × tgl.	Ampho-Moronal- Salbe, -Creme, -Lotio, -Lösung, -Tabl.	nur gegen pathogene Hefen und einige Schimmelpilze wirksam
Nystatin 3–6 × tgl.	Biofanal-Salbe, Moronal-Salbe und -Puder Moronal-Substanz: Candio-Hermal- Creme, -Paste, -Salbe, -Puder	nur gegen pathogene Hefen und wenige Schimmelpilze wirksam
Natamycin 3–6 × tgl.	Pimafucin-Creme, -Puder	nur gegen pathogene Hefen und einige Schimmelpilze wirksam
Tolnaftat 2 × tgl.	Tonoftal-Creme, -Lösung, -Puder	ausschließlich gegen Dermatophyten wirksam
Tolciclat 1–3 × tgl.	Fungifos-Creme, -Lösung, -Puder	ausschließlich gegen Dermatophyten wirksam

Substanz und Dosierung	Präparate	Besonderheiten
Mischpräparate mit Glukokortikoiden	Daktar Hydrokortison, Baycuten, Epi-Pevisone, Travocort u. a.	Indikation und Anwendung wie Glukokortikoid-Monopräparate s. o.

Systemische spezifische Therapie

Substanz und Dosierung	Präparate	Besonderheiten
Griseofulvin mikrofein 7,5–10 mg/kg KG ultrafein 1–2 Tbl. tgl.	Likuden M Likuden M 500 Fulcin S Fulcin S 500 Polygris 330 mg	Nur bei Dermatophyteninfektionen wirksam. Gefährliche Nebenwirkungen sind sehr selten. Chronische Leberparenchymschäden können unter Griseofulvin-Behandlung zunehmen. Transaminasen-Kontrolle ist daher alle 6–8 Wochen notwendig. Eine absolute Kontraindikation ist die akute intermittierende und hepatische Porphyrie.
Ketoconazol 200–400 mg tgl.	Nizoral	Nizoral ist gegen pathogene Hefen und pathogene Dermatophyten wirksam. Gefährliche Nebenwirkungen sind seltene dosisabhängig auftretende Leberstoffwechselstörungen. Sie schränken die Indikation für eine Dauerbehandlung über 4 Wochen hinaus ein. Vierwöchentliche Kontrollen der Leberenzyme sind notwendig. Transaminasenanstieg erfordert Therapie-Unterbrechung oder -Abbruch.
Flucytosin 150 mg/kg tgl.	Ancotil-Tbl., -Infusions-Lösung	Flucytosin ist nur gegen pathogene Hefen und einige Erreger tropischer Mykosen wirksam. Ca. 30%

Substanz und Dosierung	Präparate	Besonderheiten
		der pathogenen Hefen sind primär resistent. Leberparenchymschäden kommen vor. Eine regelmäßige Kontrolle des Blutbildes und der Leberenzyme alle 4 Wochen sowie eine Resistenzbestimmung der pathogenen Pilze sind notwendig. Flucytosin ist zur Monotherapie wenig geeignet, kann aber in Kombination mit der systemischen Amphotericin-B-Behandlung sinnvoll sein.
Amphotericin B initial 0,1 mg/kg KG, ansteigend möglichst bis 1 mg/kg KG tgl.	Amphotericin B Squibb pro infusione	Amphotericin B ist vor allem gegen pathogene Hefen wirksam. Kontraindikationen sind schwere Leber- oder Nierenfunktionsstörungen. Amphotericin B pro infusione sollte nur in der Klinik unter stationären Bedingungen angewandt werden.

Nystatin, Natamycin und Amphotericin-B-haltige Suspensionen, Tabletten oder Dragees sind zur systemischen Mykosetherapie nicht geeignet, da sie nicht resorbiert werden. Sie eignen sich zur Lokaltherapie der Mundhöhle und der Magen- und Darmschleimhäute.

Zwischenzehenmykosen

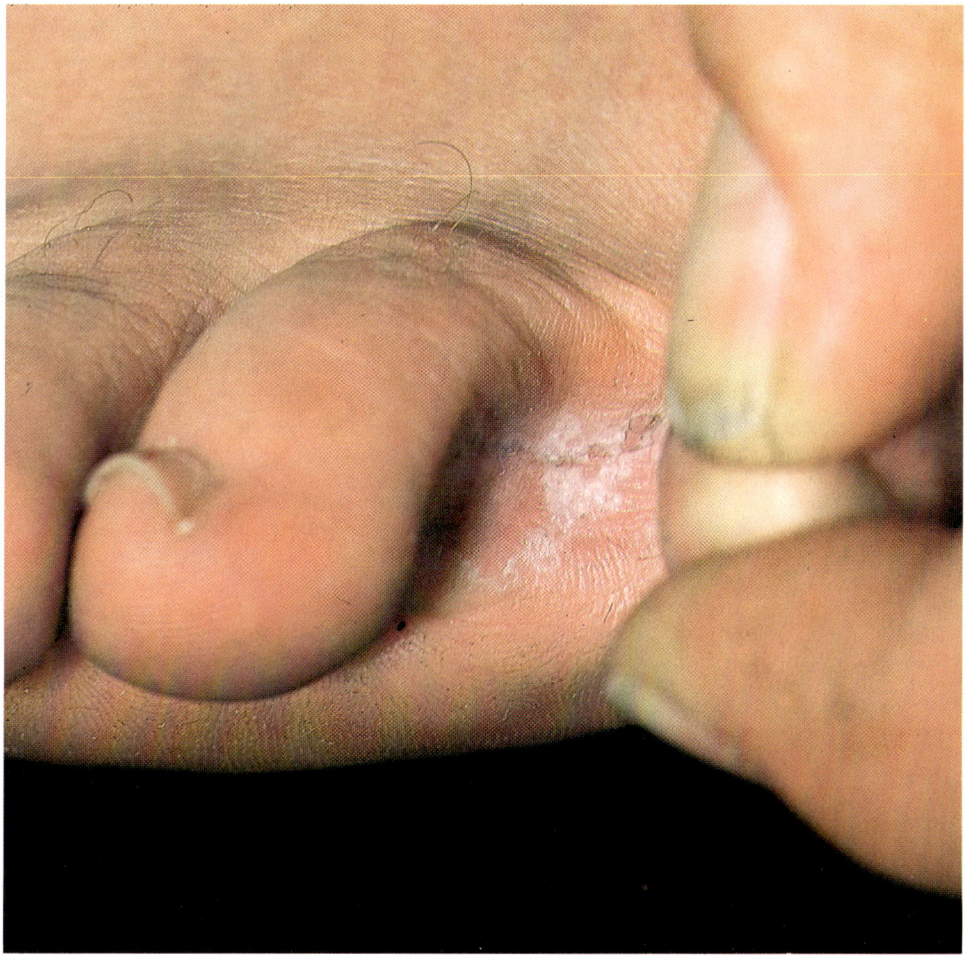

Abb. 25: Interdigitale Mazeration.

Differentialdiagnose

Zwischenzehenmazeration
Bakterielle Infekte

Nomenklatur

Zwischenzehenmykose
Fußmykose
Tinea peduum
Epidermomykose der Zwischenzehenräume

Nach Erregeridentifizierung:
Kandidose der Zwischenzehenräume
Trichophytie der Zwischenzehenräume

Klinik

- weißlich verquollene Haut
- Einrisse
- Bläschen
- Schuppen

Symptomatik

- *Juckreiz*
- selten Brennen

Auf die häufigste Mykose in unserem Zivilisationskreis deuten:

- *Interdigitale Mazeration* mit weißlich verquollener Epidermis, Einrissen und Schuppenbildung, speziell im Bereich der 3. und 4. Zehenzwischenräume. Bei ca. 50% der Zwischenzehenmazerationen sind Pilze jedoch nicht nachweisbar.

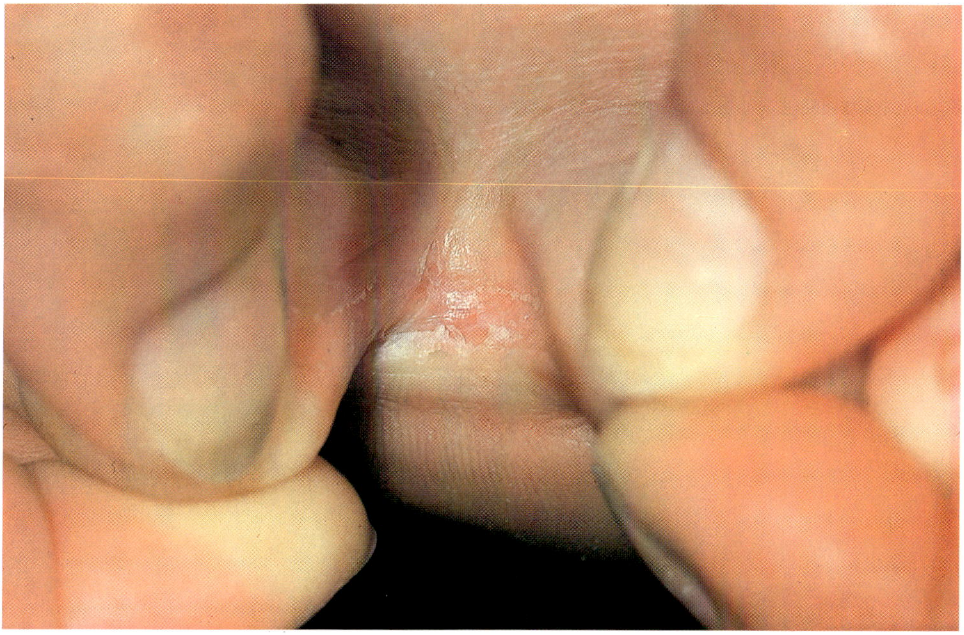

Abb. 26: Fußmykose. Verquollene mazerierte Epidermis mit Einrissen und Schuppenbildung, speziell im Bereich der 3. und 4. Zehenzwischenräume, sind in 50% der Fälle durch Pilznachweis als Zwischenzehenmykose diagnostizierbar.

Disponierende Faktoren

Stellungsanomalien der Zehen
Hyperhidrose
Wärme- und Feuchtigkeitsstau durch Fußbekleidung. Hierzu gehören Turnschuhe, Sicherheitsschuhe, Arbeitsschuhe und Gummistiefel
Wärme- und Feuchtigkeitsstauung durch abnorme Umgebungsbedingungen, wie Tätigkeit im Bergwerk oder Tropenaufenthalte

Erregerspektrum

häufig	selten
Dermatophyten:	
Trichophyton rubrum	Epidermophyton floccosum
Trichophyton mentagrophytes	Microsporum gypseum u. a.
Hefen:	Candida albicans
	Candida langeronii (tropicalis)
	Candida parapsilosis
Schimmelpilze:	Scopulariopsis brevicaulis

Die ätiologische Bedeutung von Scopulariopsis brevicaulis, der manchmal in diesen Läsionen gefunden wird, ist nicht anerkannt.

Sicherung der Diagnose

Eine sichere Diagnose ist nur *durch den Pilznachweis in der Kultur möglich.*

- Bei der Abnahme des Materials für die kulturelle Untersuchung müssen locker anhaftende Schuppen und Blasendecken entfernt und verworfen werden.
- *Untersucht werden müssen randständig festanhaftende Schuppen,* die mit einem Skalpell oder scharfen Löffel gelöst werden können (Abb. 27).
- *Abstrichuntersuchungen* eignen sich nur zum Nachweis der häufig mitbeteiligten Staphylokokken, Corynebakterien, Pyozyaneusarten oder auch zum Nachweis einer Zwischenzehenmykose durch Hefepilze.

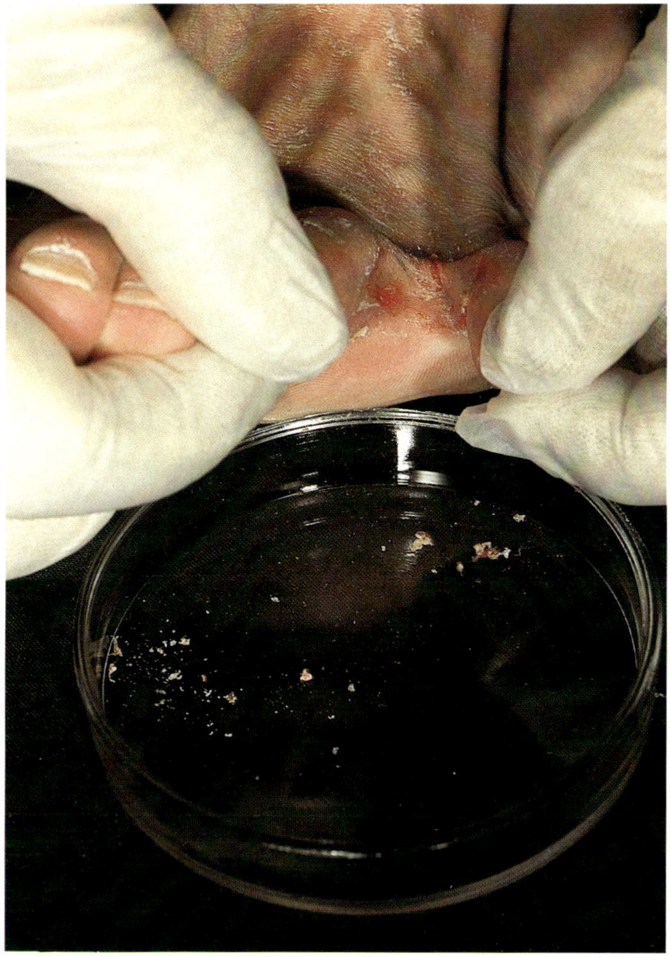

Abb. 27: Zwischenzehenmykose. Zur Diagnose müssen randständig festanhaftende Schuppen mit einem Skalpell oder scharfen Löffel gelöst werden. Es ist darauf zu achten, ausreichend viel Material für das mykologische Laboratorium zu gewinnen.

Therapie

Die initiale Therapie richtet sich nach der Schwere der Entzündung, die durch die Pilzinfektion hervorgerufen wurde. *Die Lokalbehandlung ist ausreichend.*

- Bei hochgradiger Inflammation ist zunächst eine *Creme,* die ein *fluoriertes Glukokortikoid* enthält, indiziert. *Diese Behandlung darf nicht länger als eine Woche durchgeführt werden.*
- *Mischpräparate,* die neben fluorierten Glukokortikoiden Antimykotika enthalten, dürfen wie Kortikoid-Creme nicht länger als eine Woche angewandt werden.

Dispositionsfaktoren sind bei hochgradiger Entzündung während der initialen Therapie, eventuell durch eine Arbeitsunfähigkeitsbescheinigung, auszuschalten.

In den meisten Fällen kann ohne initiale antientzündliche Therapie sofort mit einer *antimykotischen Therapie* begonnen werden.

- ▶ Eine Creme oder Lösung mit einem *Breitbandantimykotikum,* z.B. Ciclopiroxolamin oder ein Imidazolderivat, *sollte möglichst 3mal, mindestens 2mal täglich appliziert werden.* Ausnahmen siehe Tabelle S. 10.
- ▶ Vor jeder neuen Applikation sollten die Füße gewaschen und dabei auch die Zwischenzehenräume gereinigt und abgetrocknet werden.

Therapiedauer

- ▶ Nach völliger Abheilung, d.h. wenn die Hauttextur als normal erkennbar ist, sollte ein *Breitbandantimykotikum* noch über 3 Wochen 2mal täglich appliziert werden. Native und kulturelle Kontrolluntersuchungen werden bei so erfolgter Abheilung nicht gefordert.

Prophylaxe

Minimierung der Disposition, sorgfältige Hygiene.

- ▶ *Die Zwischenzehenräume sollen durch Abtrocknen nach dem Waschen und durch Puderapplikation trocken gehalten werden.*

Bei unbekannten individuellen Dispositionsfaktoren mit immer wieder auftretenden Pilzinfektionen kann eine Prophylaxe durch 1mal tägliche Applikation eines *Breitspektrum-Antimykotikums* erfolgen.

Therapieversager

Rezidive können bedingt sein durch:
nicht häufig und nicht regelmäßig durchgeführte Therapie
zu frühen Therapieabbruch
selten wegen einer Neuinfektion

Sollte trotz Beachtung dieser genannten Ursachen eine therapierefraktäre oder rezidivierende Zwischenzehenmykose auftreten, so gehört der Patient in fachdermatologische Behandlung. Vor der Vorstellung beim Dermatologen soll die antimykotische Therapie für mindestens eine Woche abgesetzt werden.

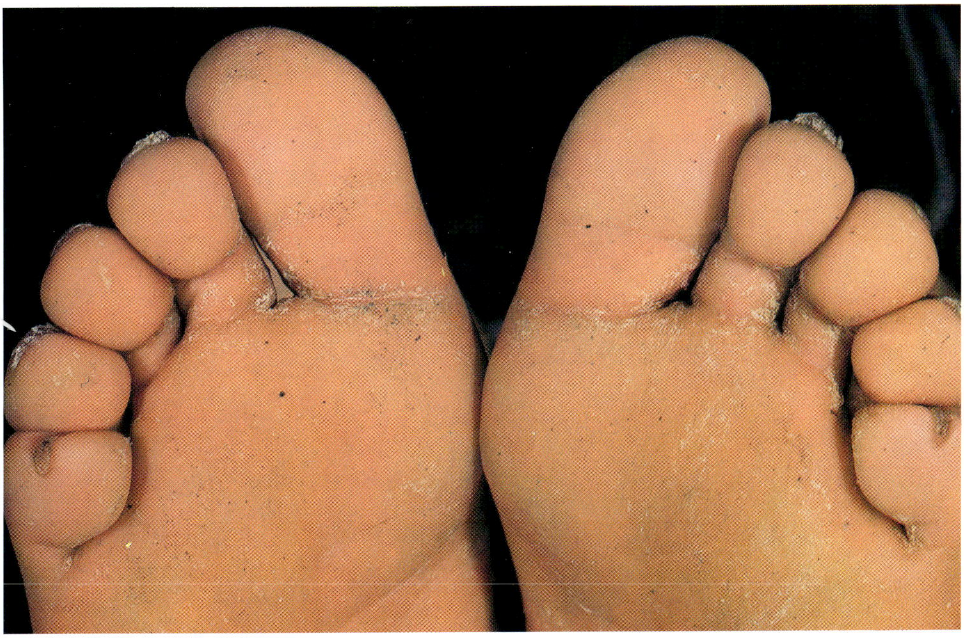

Abb. 28: Aus einer Zwischenzehenmykose hervorgegangene Fußmykose durch Trichophyton rubrum.

Prognose

Die Prognose ist mit Einschränkungen vom Erreger abhängig. Daher ist ein Erregernachweis erforderlich. Dermatophyteninfektionen können im Bereich der Zwischenzehenräume beginnen. Bei unsachgemäßer Behandlung und mangelnder Prophylaxe breiten sie sich über Fußsohle und Fußrücken aus. Im Bereich der

Fußsohle entstehen dann hyperkeratotische Epidermomykosen (Abb. 28). Im Bereich des Fußrückens und der Zehenrücken können follikulär gebundene Trichomykosen entstehen.

Dermatophyten, pathogene Hefen und auch Schimmelpilze können unter die Nagelplatte gelangen, diese infizieren und zu den äußerst therapierefraktären *Onychomykosen* führen (Abb. 29).

Candida-albicans-Infektionen können auf das Nagelbett übergreifen. Sie führen zu langwierigen, schwer behandelbaren Entzündungen (Abb. 30).

Zwischenzehenraummykosen, die lange bestehen, können zu Id-Reaktionen im Bereich der Füße, aber auch anderen Lokalisationen führen (Abb. 31, 32).

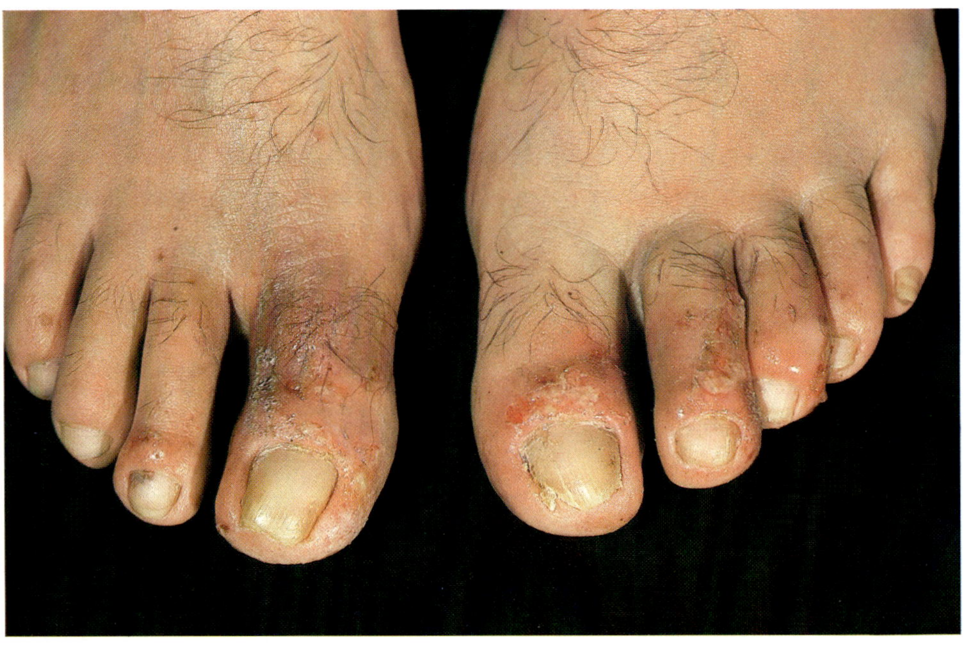

Abb. 29: Mykose des Fußes mit Onychomykose nach lange bestehender Zwischenzehenraum-mykose. Erreger: Trichophyton rubrum.

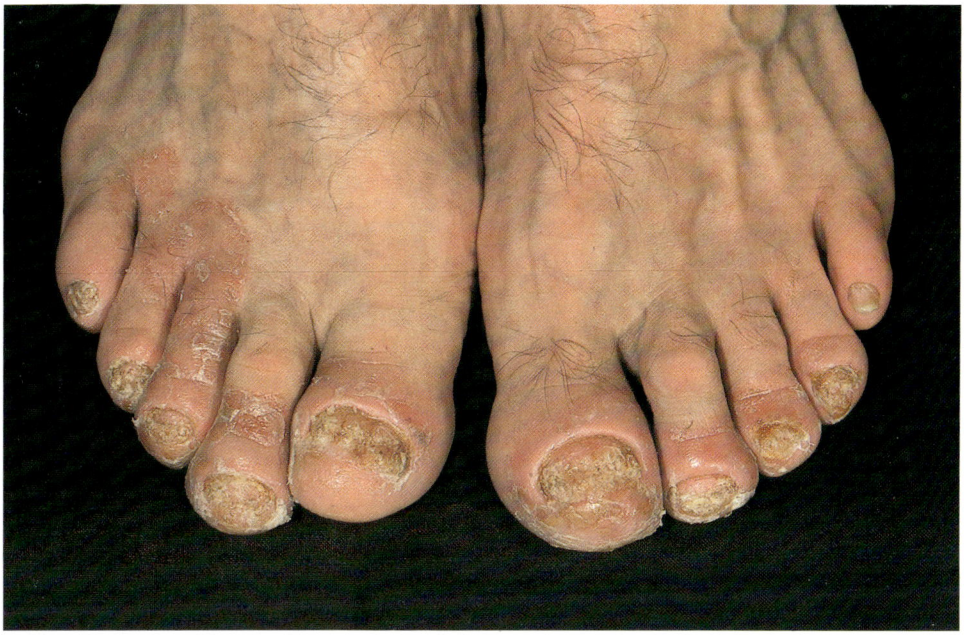

Abb. 30: Mykose der Zwischenzehenräume, des Fußrückens und des Nagels mit Paronychie. Erreger: Trichophyton rubrum und Candida albicans.

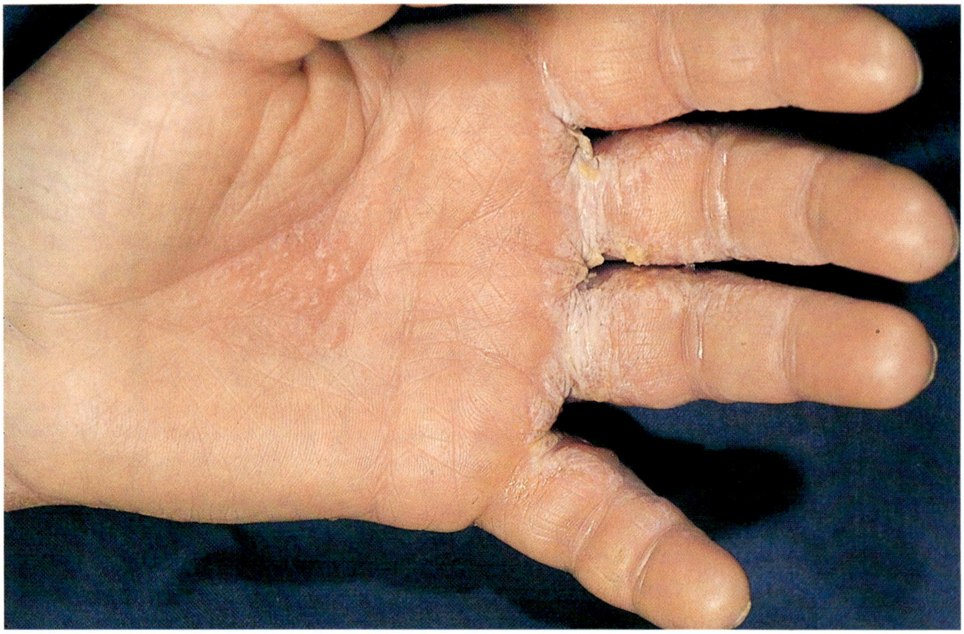

Abb. 31: Bullöse Reaktion (Cheiropompholyx) an der Hand bei Zwischenzehenmykose durch Trichophyton rubrum.

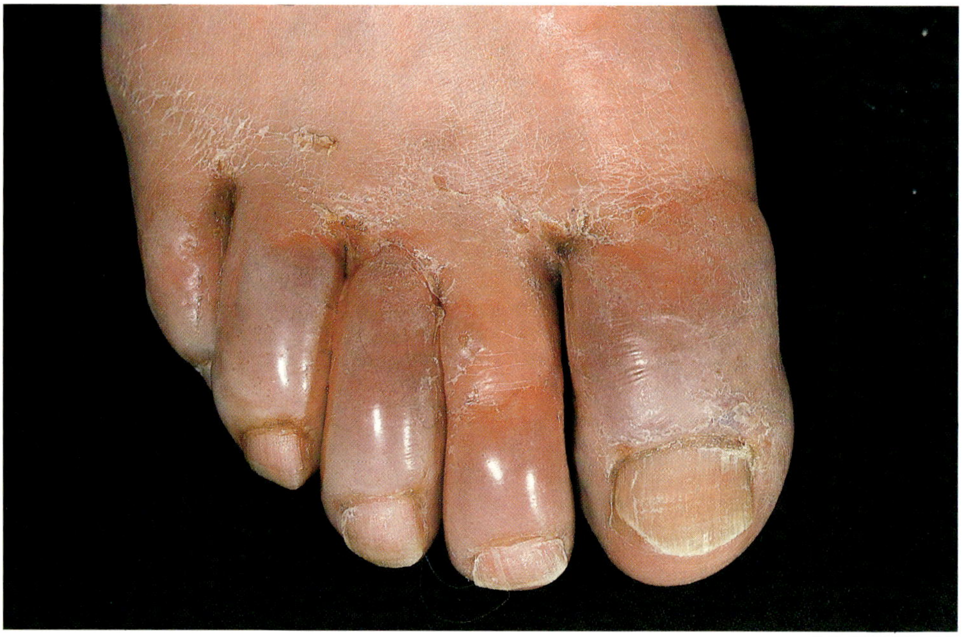

Abb. 32: Bullöse Reaktion (Podopompholyx) bei Zwischenzehenmykose durch Trichophyton rubrum.

Abb. 33: *Fußinfekt durch Pseudomonas aerogenosa (sog. gramnegativer Fußinfekt), aufgetreten nach 12stündiger Autofahrt in Gummistiefeln bei bestehender Zwischenzehenmykose.*

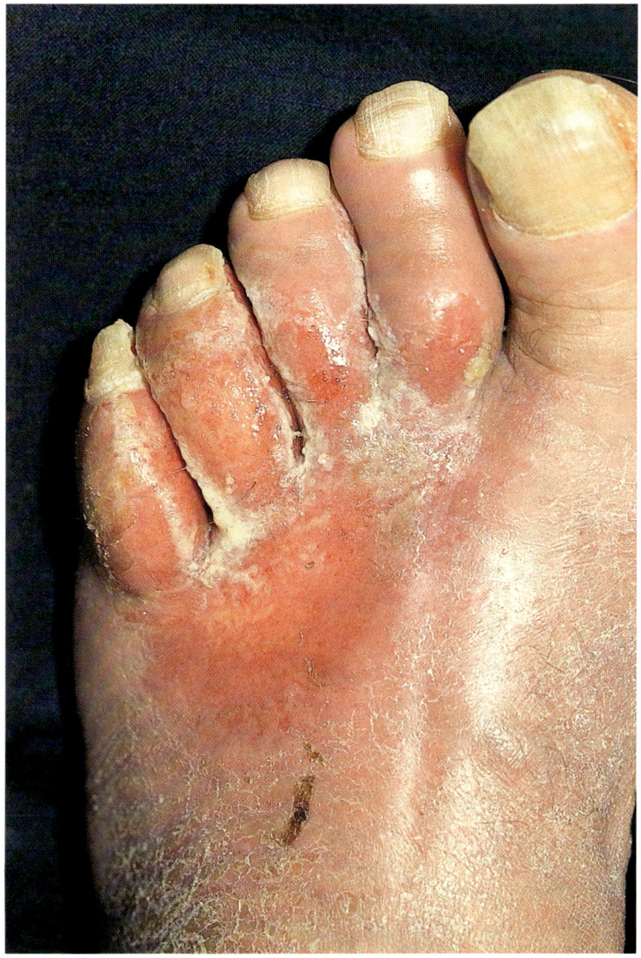

- Die häufigste *Akutkomplikation* der Zwischenzehenraummykosen ist der sogenannte *gramnegative Fußinfekt.* Lange Autofahrten in luftundurchlässigem Schuhwerk, stundenlanges Tragen von Gummistiefeln, aber auch okklusiv wirkende Behandlungsmaßnahmen können zu einem anhaltenden Wärme- und Feuchtigkeitsstau führen. Dadurch kann es innerhalb von Stunden zu einer hochakuten, exsudativ *bullösen Dermatitis der Zwischenzehenräume und des Vorderfußes kommen, die stationäre Behandlung erfordert* (Abb. 33).
- In diesem Stadium sind Pilze nicht nachweisbar, dagegen zahlreiche Bakterien, wie Staphylokokken, Enterokokken, Corynebakterien und vor allem Pseudomonas.
- *Nach Abklingen dieser sogenannten gramnegativen Fußinfektion sind die beteiligten Pilze wieder nachweisbar und müssen dann unbedingt therapeutisch bekämpft werden.*

Palmoplantare Mykosen

Squamös-hyperkeratotische Mykose

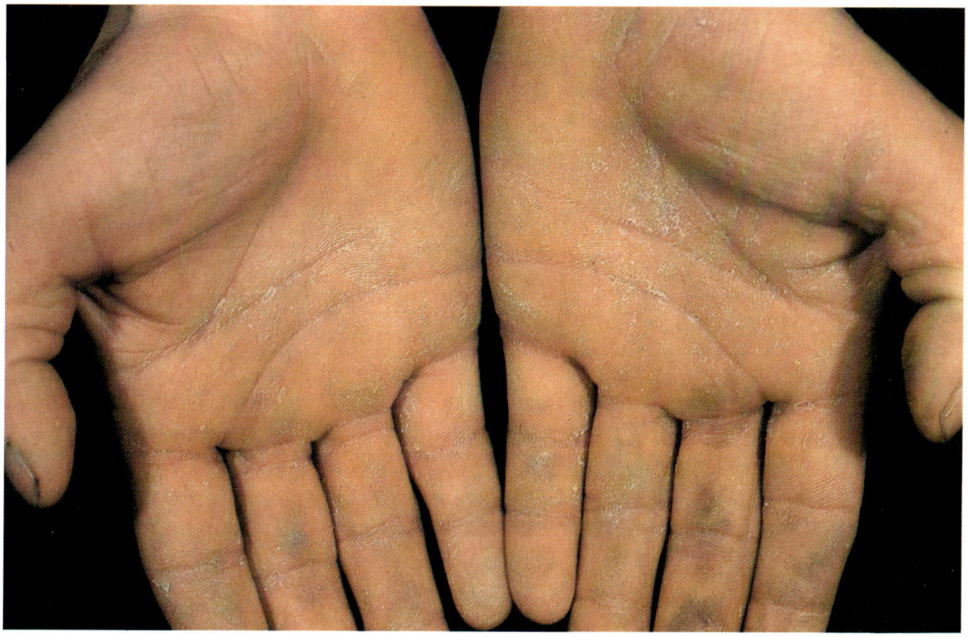

Abb. 34: Squamös-hyperkeratotische Handmykose durch Trichophyton rubrum, symmetrische Hautverdickung mit lamellöser Schuppung.

Differentialdiagnose

Irritationsdermatitis
Hyperkeratotische Kontaktdermatitis
Hereditäre palmoplantare Keratosen

Nomenklatur

Palmarmykose
Plantarmykose
Tinea manuum
Tinea peduum
Epidermomykose der Hände (Füße)

Klinik

- Es findet sich eine *diffuse Verdickung* der Handinnenfläche mit Hyperkeratose und feinlamellöser *Schuppung.* Diese wird im Bereich der Handlinien und der Interdigitalräume besonders deutlich.
- Bei der Mehrzahl der Patienten besteht eine *Miterkrankung der Nägel.*

Symptomatik

Juckreiz, der als konstant und quälend angegeben wird.

Hautverdickung mit lamellöser Schuppung und Juckreiz im Bereich der Handinnenflächen ist häufig durch Dermatophyten bedingt. Meist ist die Arbeitshand betroffen. Fast immer besteht gleichzeitig eine Mykose anderer Lokalisation, z. B. eine Zwischenzehenmykose. Symmetrisches Auftreten kommt meist an den Fußsohlen vor (Abb. 35).

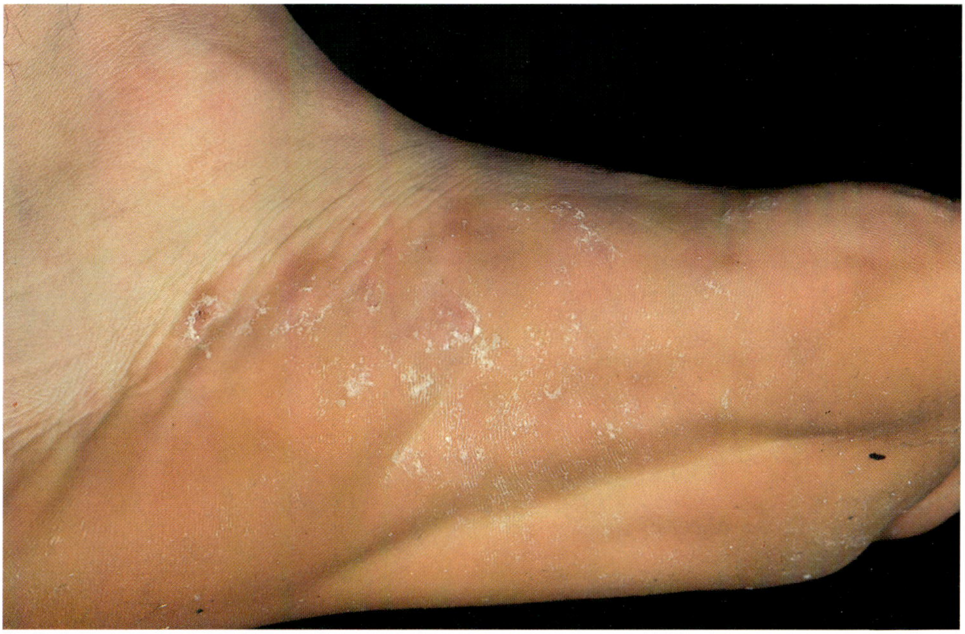

Abb. 35: Plantarmykose durch Trichophyton rubrum.

Disponierende Faktoren

Als disponierende Faktoren gelten eine akrale Mangeldurchblutung. Typischerweise beginnt die Palmarmykose häufig unter Fingerringen. Infektionsquelle ist meistens eine Mykose anderer Lokalisation, beispielsweise im Bereich der Füße oder der Leiste.
Berufsbedingte Infektionen durch Tierkontakte sind selten.

Erregerspektrum

häufig	selten
Dermatophyten:	
Trichophyton rubrum	Epidermophyton floccosum
	Trichophyton mentagrophytes
	Trichophyton violaceum
	Trichophyton equinum
	u. a.

Sicherung der Diagnose

Der Nachweis von *Pilzstrukturen im Nativpräparat* ist ein wichtiger Hinweis auf das Vorliegen einer Pilzinfektion.

- Bewiesen werden kann sie nur durch den *kulturellen Nachweis der Pilze.*
- Bei squamös-hyperkeratotischen Mykosen sollte nur Hornmaterial untersucht werden, das nach sorgfältiger Entfernung der lamellösen Schuppung durch Kratzen mit einem Skalpell gewonnen wurde (Abb. 36).
- Abstrichuntersuchungen sind sinnlos.
- Bei dyshidrosiformen Mykosen müssen fest anhaftende Schuppen aus dem Randbereich zur Untersuchung gelangen.
- Der Nachweis von pathogenen Hefen bei dyshidrosiformen Hautveränderungen sollte als Superinfekt gedeutet werden, der Nachweis von Schimmelpilzen als Kontamination.

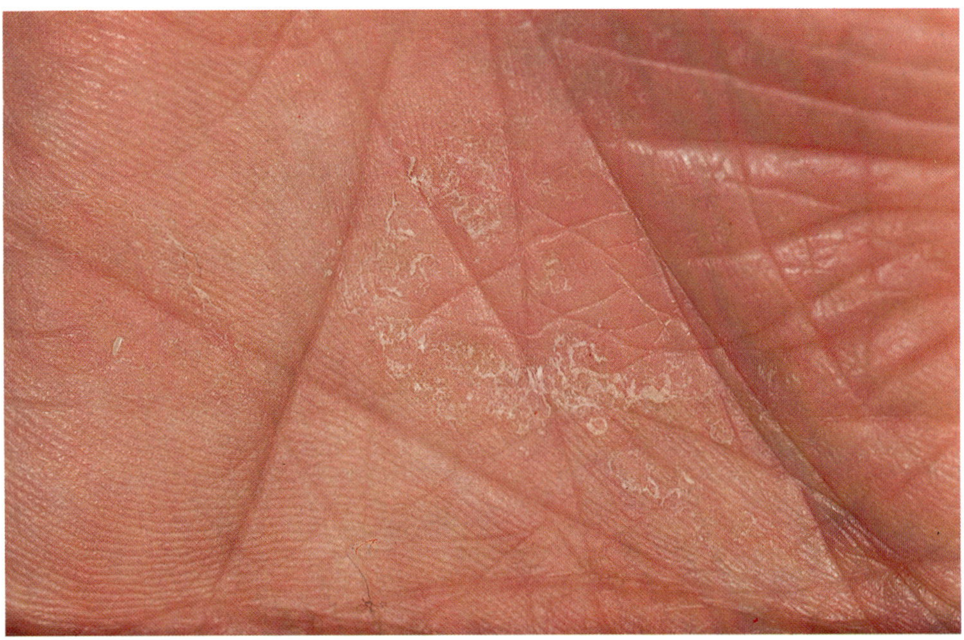

Abb. 36: Squamös-hyperkeratotische Mykose. Die gut sichtbaren lamellösen Schuppen sollten bei der Desinfektion mit 70%igem Alkohol mitentfernt werden. Untersuchungsmaterial kann dann mit einem Skalpell von der darunterliegenden Hornschicht gewonnen werden.

Therapie

- Das *Lösen* und *Aufweichen* der Hyperkeratosen vor einer antimykotischen Therapie mit 5%igen salicylsäurehaltigen Präparaten ist hilfreich.
- Nach Lösen der Hyperkeratosen können *Imidazolderivate, Ciclopiroxolamin* oder *Tolnaftat-* bzw. *Tolciclat-haltige Externa* appliziert werden, da es sich fast immer um Dermatophyteninfektionen handelt.
- Die Therapie muß so lange erfolgen, bis die Hauttextur im Vergleich zur nichtinfizierten kontralateralen Hand vollständig wiederhergestellt ist.
- Es ist empfehlenswert, die Dauer der Therapie durch eine systemische antimykotische Behandlung mit *Griseofulvin* 10 mg/kg Körpergewicht abzukürzen. Auch *Ketoconazol* 200 mg/Tag kann eingesetzt werden.

Therapiedauer

Die Therapiedauer muß 3 Wochen über die klinische Abheilung hinausgehen. Eine mykologische kulturelle Kontrolle ist empfehlenswert.

Prophylaxe

Minimierung der Disposition ist anzustreben. Nach Abheilung muß eine prophylaktische Anwendung von *Ciclopiroxolamin-Creme, Imidazolderivaten, Tolnaftat oder Tolciclat* erfolgen.

Therapieversager

Ein Mißerfolg der Therapie kann bedingt sein durch:
nicht regelmäßig durchgeführte Therapie, meist aber zu früher Therapieabbruch. Neuinfektionen werden diskutiert. *Der zu frühe Therapieabbruch ist die häufigste Ursache von sogenannten Therapieversagern.*

> Da die Überwachung der Therapie spezielle Kenntnisse erfordert, sollte ein Dermatologe zu Rate gezogen werden.

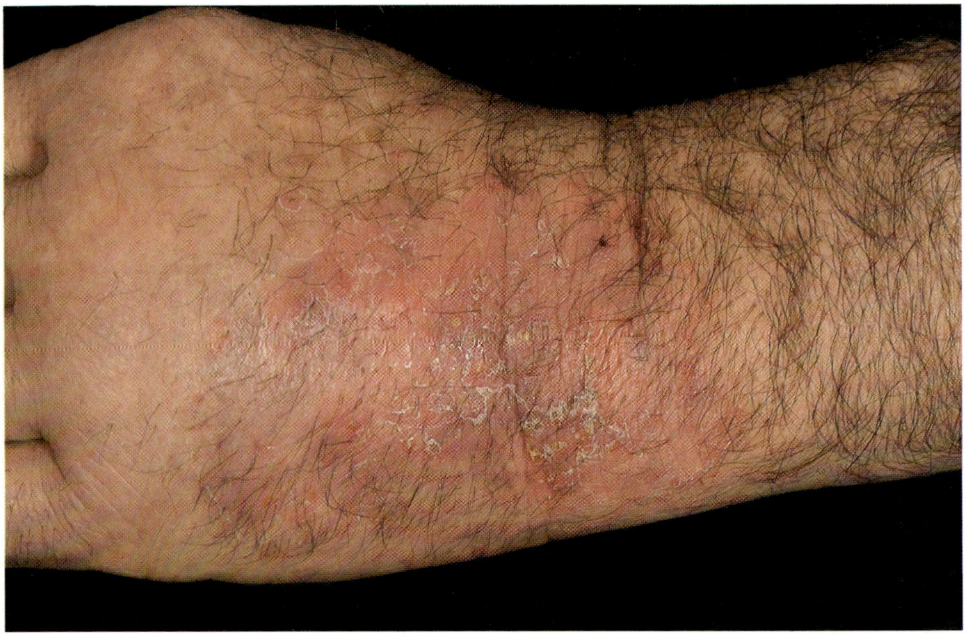

Abb. 37: Trichomykose der Hand, entstanden aus einer hyperkeratotischen Handmykose. Erreger: Trichophyton rubrum.

Prognose

Der Verlauf ist langwierig. Übergänge auf die behaarte Haut sind möglich (Abb. 37).

Palmoplantare Mykosen

Dyshidrosiforme Mykose

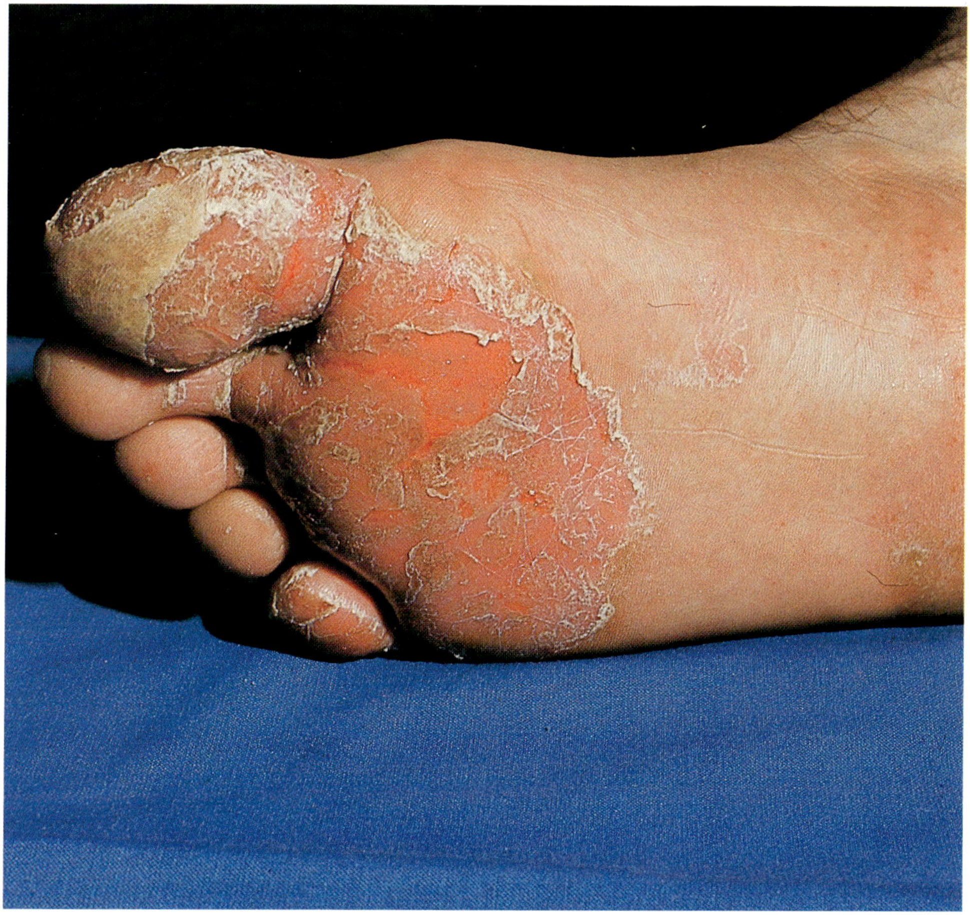

Abb. 38: Dyshidrosiforme Mykose, meist plantare, seltener palmoplantare Läsionen. Erreger: Trichophyton rubrum.

Differentialdiagnose

Dyshidrosiforme Dermatitis
Psoriasis palmoplantaris
Mykid

Nomenklatur

Palmarmykose
Plantarmykose
Tinea manuum
Tinea peduum
Epidermomykose der Hände (Füße)

Klinik

- *Scharf begrenzte Herde* mit zentrifugaler Ausbreitung. Bis auf wenige Ausnahmen mit Satellitenherden anzutreffen, die sich von den Handinnenflächen auf den Handrücken ausbreiten.
- Die randständigen *Schuppen* sind groblamellär, *Bläschen* und *Pusteln* fast immer vorhanden.

Symptomatik

Ausgeprägter Juckreiz.

Erregerspektrum und Sicherung der Diagnose

Wie bei der squamös-hyperkeratotischen Mykose.

Therapie

- ▶ Die Therapie sollte mit antiinflammatorischen Maßnahmen begonnen werden. Hierbei ist die kurzzeitige, nie länger als eine Woche dauernde Therapie mit *Glukokortikoid-Externa* am geeignetsten. Dann entsprechend der squamös-hyperkeratotischen Form.
- ▶ Ideal sind antientzündliche, desinfizierende und antimyzetisch wirkende Farbstofflösungen oder Lösungsgemische wie die *Solutio Castellani* »neu« oder *1%ige Malachitgrün-Lösung.* Leider ist ihre Anwendung unter ambulanten Bedingungen selten zumutbar.

Dauer der Therapie, Prophylaxe und Therapieversager

Wie bei der squamös-hyperkeratotischen Mykose.

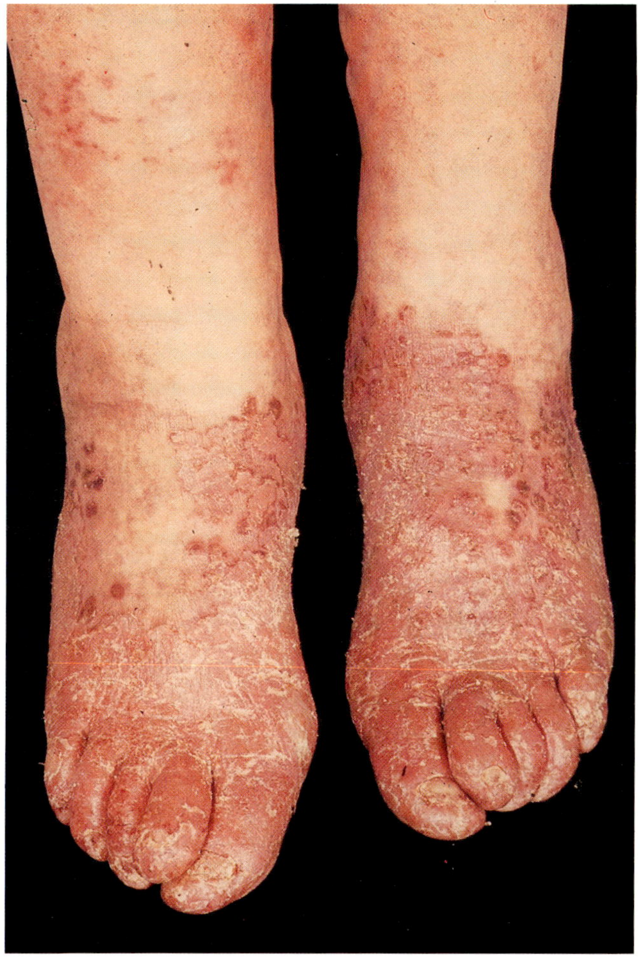

Abb. 39: Trichomykose der Füße. Erreger: Trichophyton rubrum.

Prognose

Der Verlauf ist langwierig, bei dyshidrosiformen Mykosen schubweise. Ausbreitung auf Fußrücken und Unterschenkel kommen vor (Abb. 39). *Oft kommt es zum Auftreten von Mykiden und dann zu einem schwer deutbaren und therapieresistenten Mischbild.*

Nagelmykosen

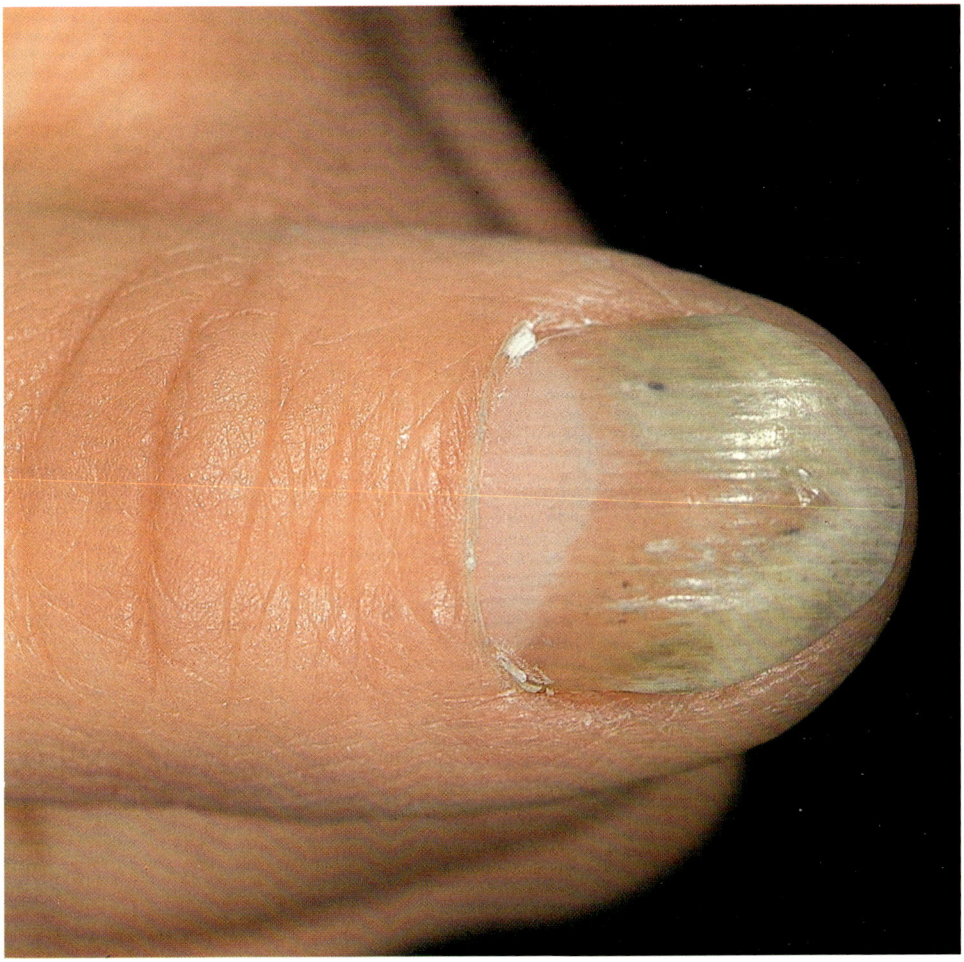

Abb. 40: Nageldestruktion.

Differentialdiagnose

Psoriasis der Nägel
Nageldysplasie bei Lichen planus
Nageldysplasie unklarer Genese
Nageldestruktion bei rezidivierenden Dermatitiden

Nomenklatur

Nagelmykose
Onychomykose
Tinea unguium

Klinik

- Zunächst treten *Farbveränderung* und Eintrübung mit *Weiß-* oder *Gelbfärbung* am distalen Nagelrand auf, nach proximal fortschreitend. Die Färbung kann intensivbraun, grünlich und schwarz (Abb. 41) werden.
- Die Nagelplatte wird deutlich *dicker* und *spröder,* das Nagelbett ist häufig von *bröckeligen Hornmassen* ausgefüllt.
- Selbst bei massiver Nagelverdickung kann die Nagelplattenoberfläche unverändert erscheinen, in anderen Fällen völlig zerstört sein.
- Klinisch erkennbare *entzündliche Reaktionen* im Nagelbett und Paronychium kommen vor, sind aber nicht die Regel.

Symptomatik

- Subjektive Symptome sind selten.
- Paronychien können schmerzhaft sein.

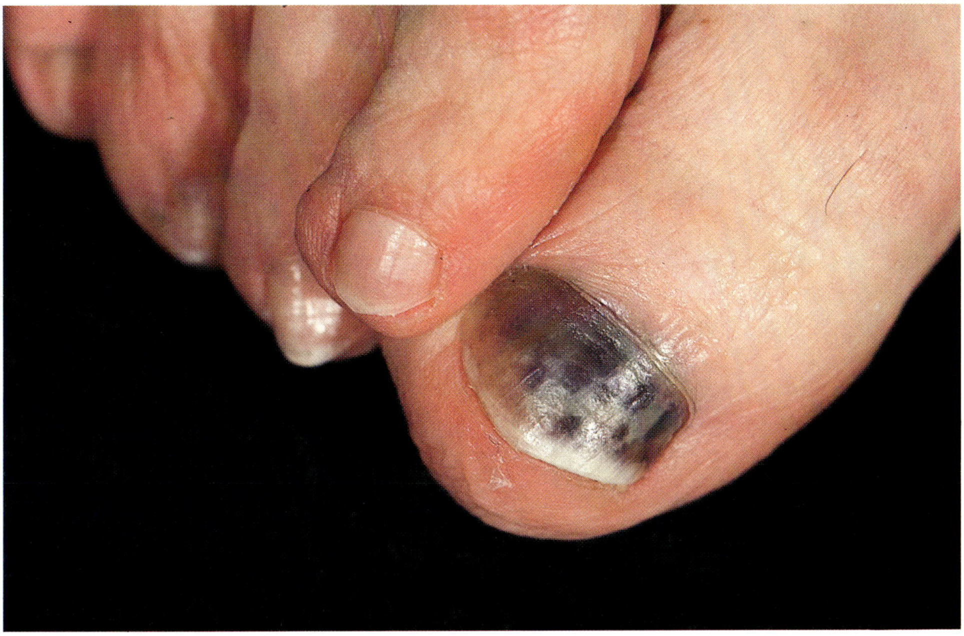

Abb. 41: *Nagelmykose. Erreger: Scopulariopsis brevicaulis.*

Farbveränderungen, Verdickung der Nagelplatte mit Destruktion und Konsistenzänderung kommen bei einer Fülle von Krankheiten vor. Entzündliche Veränderungen des Paronychiums sind dabei nicht selten. Ein Teil solcher Nagelerkrankungen kann durch pathogene Pilze hervorgerufen werden. Von großer praktischer Bedeutung ist, daß Nägel gleichermaßen durch Dermatophyten wie pathogene Hefen und seltener auch durch pathogene Schimmelpilze infiziert werden können*.

Da eine Unterscheidung auf Grund des klinischen Bildes nicht möglich ist, muß *bei allen Nagelveränderungen* geklärt werden:

- Liegt eine Mykose vor?
- Liegt eine mykotische Superinfektion vor?
- Welcher Pilz bedingt die Nagelerkrankung?

* Im Hamburger Krankengut der vergangenen 10 Jahre wurden bei Nagelmykosen in 3% Scopulariopsis brevicaulis nachgewiesen, in 40% pathogene Hefen, in 10% Mischinfektionen und in 47% Dermatophyten.

Disponierende Faktoren

Traumata
Toxische Zerstörung der Nagelplatte
Minderdurchblutung
Nagelwachstumsstörungen

Mit zunehmendem Alter nimmt die Inzidenz von Nagelmykosen zu. Dabei überwiegen im mittleren Lebensalter die Mykosen der Fingernägel, im späteren Lebensalter die Mykosen der Fußnägel.

Erregerspektrum

häufig	selten
Dermatophyten:	
Trichophyton rubrum	Trichophyton mentagrophytes Epidermophyton floccosum Trichophyton violaceum (in den Tropen und Subtropen) u. a.
Hefen:	
Candida parapsilosis	Candida albicans Candida langeronii (tropicalis)
Schimmelpilze:	Scopulariopsis brevicaulis Cephalosporium acremonium

Sicherung der Diagnose

- *Der Erregernachweis ist unbedingt erforderlich.*
- Bröckelige Materialien sind sorgfältig zu entfernen (Abb. 42).
- Die Materialabnahme ist mit dem scharfen Löffel oder einem stumpfen Skalpell aus dem Randgebiet der Läsion durchzuführen.
- Der Nachweis von Pilzelementen im *Nativpräparat* erlaubt, die Beteiligung von Pilzen bei der Nagelerkrankung anzunehmen.
- *Der Beweis wird nur durch den kulturellen Nachweis erbracht. Die kulturelle Untersuchung ist unumgänglich, da die Therapie sich wesentlich nach den gefundenen Erregern richtet.*
- Eine systemische Therapie darf vor kulturellem Erregernachweis nicht begonnen werden.

Ausnahme:
Bei unbehandelten Nagelmykosen kann der Nachweis von Pilzelementen im Nativpräparat und vor allem der Nachweis der beteiligten Pilze in der Kultur äußerst erschwert sein. Daher empfiehlt sich die histologische Untersuchung eines Teils der klinisch infizierten Nagelplatte, z. B. mit der PAS-Färbung. Myzelfäden werden dann rot angefärbt und deutlich sichtbar (Abb. 8).

Therapie

- ▶ Symptomatische Therapie ist unabhängig vom Erreger durchführbar.
- ▶ Sofern nativ Pilzelemente gefunden wurden und die kulturelle Erregerdiagnostik noch nicht abgeschlossen ist, muß eine möglichst vollständige *Entfernung der klinisch pilzbefallenen Nagelanteile* mit Nagelschere und Feile mindestens 1mal am Tag durch den Patienten erfolgen. Auf die Regelmäßigkeit dieser Maßnahme ist zu achten. Sie ist am besten in fungistatisch wirksamen Fuß- oder Handbädern durchzuführen.
- ▶ Nach den Bädern sollten 2mal täglich desinfizierende Tinkturen, z. B. *Merfen,* appliziert werden. Darüber hinaus müssen *antimyzetikahaltige Salben* mit breitem Wirkspektrum und guten Penetrationseigenschaften angewandt werden. Empfehlenswert sind *Ciclopiroxolamin* oder *Imidazolderivate.*
- ▶ Nach Erregeridentifizierung können zusätzlich systemisch *Antimykotika* gegeben werden.

Die systemische Therapie ersetzt jedoch nicht die sorgfältige Durchführung der geschilderten lokalen Maßnahmen.

Zusätzliche systemische Therapie bei Dermatophyteninfektionen

- *Griseofulvin* ist in der Dosierung 10 mg pro kg/KG täglich *mit* den Mahlzeiten einzunehmen. In mikronisierter Form können 500 mg bei normalgewichtigen Erwachsenen ausreichen. In ultramikronisierter Form 330 mg. Regelmäßige Blutbild- und Leberenzymkontrollen werden empfohlen.
- Eine Alternative ist die Behandlung mit *Ketoconazol* 200 mg/Tag. Die Therapie muß in der Regel über Monate durchgeführt werden. Blutbild- und Leberenzymkontrollen sind alle 4 Wochen anzuraten. *Bei einem Anstieg der Leberenzyme ist die Therapie mit Ketoconazol zu unterbrechen.* Die Griseofulvin-Therapie kann fortgeführt werden. Eine erneute Kontrolle nach Ablauf von 14 Tagen ist jedoch notwendig.

Zusätzliche Therapie bei Monoinfektionen mit pathogenen Hefen

- Die *Lokaltherapie* wird mit antimyzetischen Antibiotika, z. B. *Amphotericin-B-Salbe* oder *Nystatin-Salbe,* durchgeführt, die gegen Candidaarten wirksam sind. Auch *Ciclopiroxolamin* und *Imidazolderivate* eignen sich gut.
- *Zur systemischen Therapie ist Griseofulvin ungeeignet.* Es kann nur mit *Ketoconazol* 200 mg/Tag behandelt werden.
  Die oben genannten Kontrolluntersuchungen und Konsequenzen sind zu beachten.

Zusätzliche systemische Therapie bei Mischinfektionen mit Dermatophyten und Hefen

- Eine *lokale Therapie* ist, wie oben beschrieben, z. B. mit *Ciclopiroxolamin* oder *imidazolhaltigen Cremes* durchzuführen.
- Für eine systemische Therapie ist *Ketoconazol 200 mg* pro Tag geeignet.

Therapie von Monoinfektionen mit Scopulariopsis brevicaulis

- *Lokalbehandlung* nach mechanischer Reinigung (Abb. 42) mit *Ciclopiroxolamin, Imidazolabkömmlingen* oder *Witfield-Salbe.* Alle über die Lokalbehandlung hinausgehenden therapeutischen Maßnahmen sollten sehr zurückhaltend angewendet werden.
- Die Wirksamkeit einer systemischen Therapie, z. B. mit Ketoconazol, ist nicht gesichert. Entsprechendes gilt für Mischinfektionen mit Scopulariopsis brevicaulis. Die therapeutischen Maßnahmen richten sich in solchen Fällen weniger nach den gefundenen Pilzen als nach disponierenden Faktoren.

Dermatochirurgische Maßnahmen

- *Die Gesamtdauer der Behandlung kann durch dermatochirurgische Maßnahmen abgekürzt werden.* Dies empfiehlt sich besonders bei Fingernägeln, die zu mehr als zwei Drittel durch Pilze destruiert sind. Dermatochirurgische Maßnahmen müssen mit der lokalen und systemischen Therapie, wie oben geschildert, kombiniert werden. Sie sollten daher immer erst nach kultureller Sicherung der Diagnose durchgeführt werden.
  Auf dermatochirurgische Maßnahmen muß verzichtet werden, wenn die kombinierte örtliche und systemische Behandlung nicht durchgeführt werden kann. Ferner verbietet sich die dermatochirurgische Therapie bei älteren Menschen, bei denen Dispositionsfaktoren nicht eliminiert werden können.
- Die dermatochirurgische Nagelentfernung erfolgt in Leitungsanästhesie. Die pilzinfizierten Nägel werden nicht nur entfernt, sondern auch das Nagelbett sorgfältig gereinigt. Diese Reinigung erfolgt nach OP bei jedem Verbandswechsel, eventuell unter prophylaktischer Gabe von Analgetika.

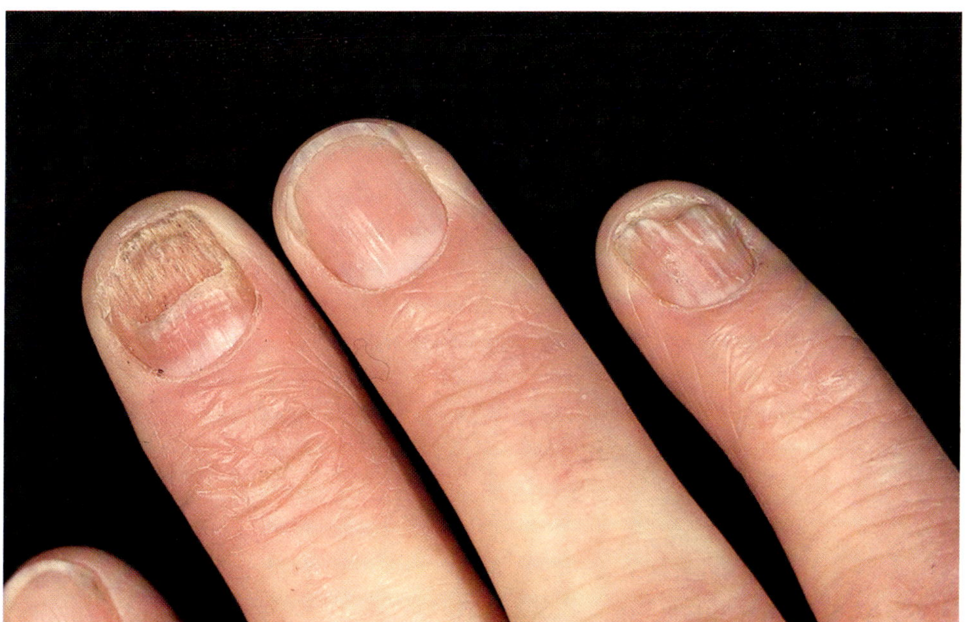

Abb. 42: Nagelmykose. Exakte Materialabnahme zur Diagnostik ist nur nach vorheriger Entfernung lose anhaftender Schuppen möglich. Ohne sorgfältige »Nageltoilette« ist eine Lokaltherapie nicht erfolgreich.

- *Die einfache chirurgische Nagelextraktion ist unzureichend.*
- Nagelentfernung durch Keratolyse, z. B. mit Kaliumjodid-Nagelabweichsalbe oder Karbamid-Nagelabweichsalbe, können *nur in Ausnahmefällen* die dermatochirurgischen Maßnahmen ersetzen. Eine Entscheidung, die dem Dermatologen überlassen werden sollte.

Therapiedauer

Über Monate bis zum vollständigen Nachwachsen eines pilzfreien Nagels.

Prophylaxe

Sorgfältige Nagel- und Fußpflege. Therapie bestehender Grunderkrankungen und eventuell von epidermalen Mykosen am Fuß.

Therapieversager

Mangelnde Erregerdiagnostik. Eine nicht ausreichend sorgfältig durchgeführte lokale oder systemische Therapie (Abb. 43).

> *Der Patient sollte von einem Dermatologen mitbetreut werden.* Dies ist bei therapierefraktären Fällen besonders wichtig. Vor der Überweisung sollen alle lokal angewandten Antimykotika für eine Woche abgesetzt werden, eine systemische antimykotische Therapie muß 3 Wochen vorher abgesetzt werden.

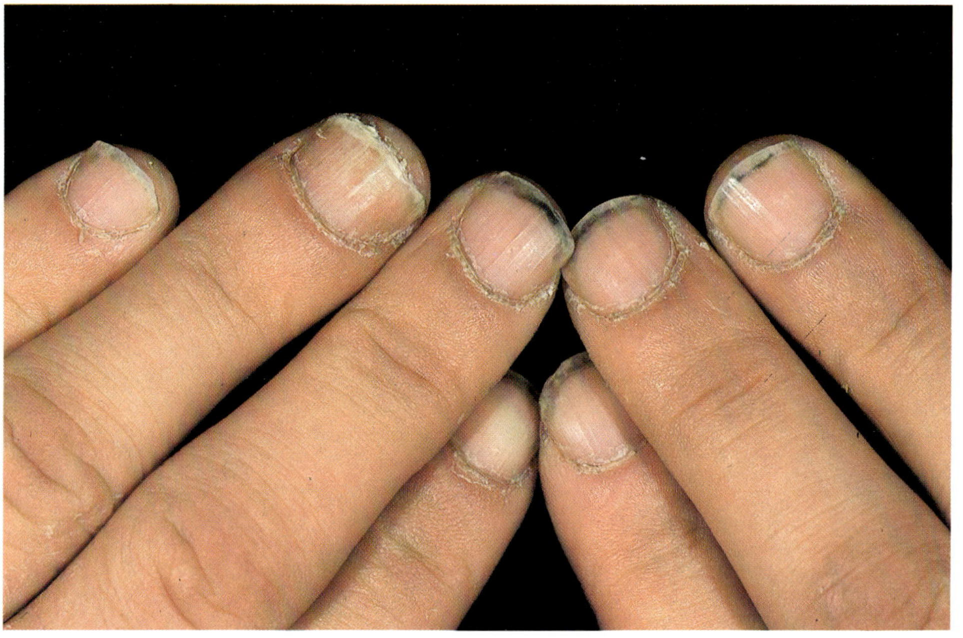

Abb. 43: Nagelmykose. Erreger: Trichophyton rubrum.

Prognose

Die Prognose ist zum einen von den Erregern abhängig, aber auch von prädisponierenden Faktoren und den Möglichkeiten, diese zu eliminieren. Dieses ist bei älteren Patienten oft schwierig, so daß die Prognose der Onychomykosen hier ungünstig ist.
Monoinfektionen durch Dermatophyten haben bei Patienten im mittleren Lebensalter *bei konsequenter Therapie eine gute Prognose.*

Nagelmykosen durch pathogene Hefen

Ihre Eliminierung gelingt nur bei Ausschaltung der oben genannten disponierenden Faktoren. Wenn diese berufsbedingt sind und sich zumindest für einige Monate ausschalten lassen, ist die Prognose günstig. Bei älteren Menschen mit altersbedingten Durchblutungsstörungen ist die Prognose schlecht.

Nagelmykosen durch Schimmelpilze

Disponierende Faktoren spielen eine größere Rolle als die Erreger. Wenn sie nicht dauerhaft eliminiert werden können, ist eine mit eventuellen Nebenwirkungen behaftete Therapie der Nagelmykosen nicht indiziert.

Mykosen am Unterschenkel

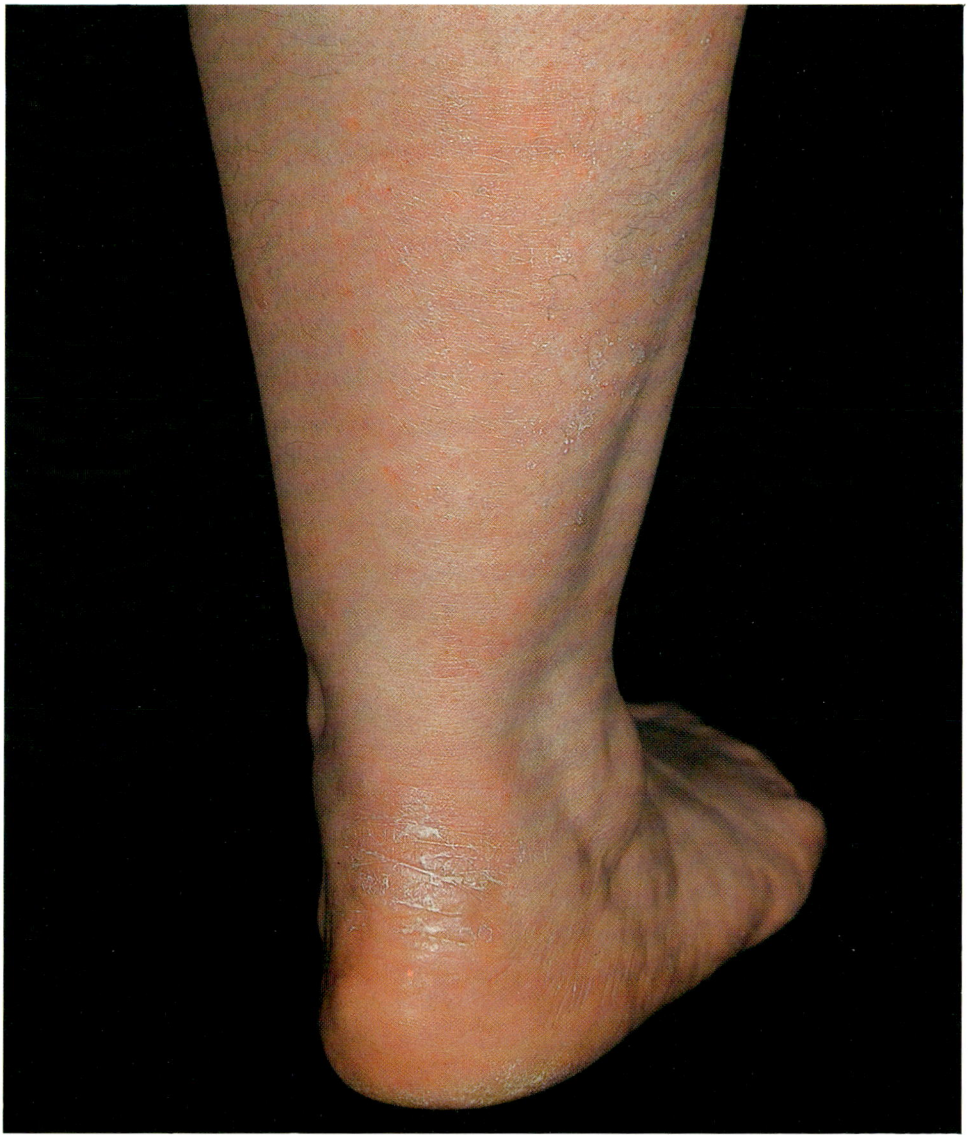

Abb. 44: Trichomykose des Unterschenkels. Die sicht- und tastbaren Knötchen stellten sich histologisch als granulomatöse Entzündung dar.

Differentialdiagnose

Bakterielle Follikulitis
Pseudofollikulitis

Nomenklatur

Follikuläre Unterschenkelmykose
Trichomycosis granulomatosa nodularis cruris
Tinea cruris
Tiefe Trichophytie

Infektionen mit Dermatophyten führen an den Unterschenkeln oft zu ähnlichen klinischen Bildern, wie sie als Stammykose und auch als Mykose der Leiste beschrieben werden. Hierin mag auch die Ursache liegen, daß im Angloamerikanischen der Begriff Tinea cruris (crurum) Pilzinfektionen der Leiste und der Unterschenkel bezeichnet. Die Besonderheit der Unterschenkelmykosen ergibt sich daraus, daß die Unterschenkel Prädilektionsstellen sind. An ihnen können Dermatophyteninfektionen zu follikulären, durch Granulombildung charakterisierten Hauterkrankungen führen. Im Bereich der übrigen behaarten Haut werden diese seltener beobachtet.

Klinik

- Follikuläre, *derbe Knötchen*, z.T. mit umgebenden Infiltraten,
- seltener follikuläre Pusteln.
- Häufig bestehen Pilzinfektionen an den Füßen.

Symptomatik

- *Quälender Juckreiz.*

Disponierende Faktoren

Hormonelle Faktoren werden diskutiert, da meist Frauen jenseits des 30. Lebensjahres betroffen sind. In Europa wird die Erkrankung kaum jemals vor der Pubertät beobachtet.
Lang andauernde lokale Steroidbehandlung von epidermalen Dermatophyteninfektionen im Bereich der Leiste, der Füße, des Stammes oder der Hände können identische Erkrankungen hervorrufen.

Erregerspektrum

häufig	selten
Dermatophyten:	
Trichophyton rubrum	Trichophyton mentagrophytes
	Trichophyton violaceum
Hefen:	Candida albicans u.a.

Follikulitiden, in denen Candida albicans nachgewiesen wurde, sind meist sekundärer Natur. Sie entstehen beispielsweise nach langzeitiger lokaler Anwendung von fluorierten Glukokortikoiden. Der kulturelle Nachweis von Schimmelpilzen muß als Kontamination gedeutet werden.

Sicherung der Diagnose

- *Sie ist ausschließlich durch den Nachweis der Pilze möglich.*
- Der kulturelle Nachweis ist schwierig und gelingt häufig nur nach Absetzen aller Therapeutika für mindestens 1 Woche, bei systemischer Therapie für 3 Wochen.
- Eine *schnelle Methode* des Pilznachweises ist die histologische Untersuchung von exzidierten *follikulären Knötchen.* Pilzelemente können in den Follikeln aufgefunden werden.

Therapie

- ▶ Die Applikation *lokaler Antimykotika* muß mit der internen Gabe von *Griseofulvin* 10 mg/kg Körpergewicht oder 200 mg *Ketoconazol* täglich kombiniert werden.
- ▶ Bei *Candidafollikulitis* empfiehlt sich die Gabe von *Ketoconazol* 200 mg pro Tag.
- ▶ *Chronische Irritationen* der Follikel, z.B. durch Kleidung, sollten vermieden werden.
  Die betroffenen Patienten müssen informiert werden, daß der Juckreiz nur zögernd abnimmt.

Therapiedauer

Über die Dauer der lokalen und systemischen Therapie und Kontrollmöglichkeiten ist wenig bekannt. Klinische Abheilung ist vor Therapieabbruch zu fordern, Juckreiz kann länger bestehen bleiben.

Prognose

In bezug auf die Möglichkeit einer Elimination der Erreger ist die Prognose gut. Die Beschwerden bleiben jedoch durch follikuläre Narbenbildung und Granulome lange bestehen und erfordern eine sorgfältige lokale Dermatotherapie.
Über den Zeitpunkt des Therapieabbruchs soll ein Dermatologe entscheiden.

Inguinalmykose

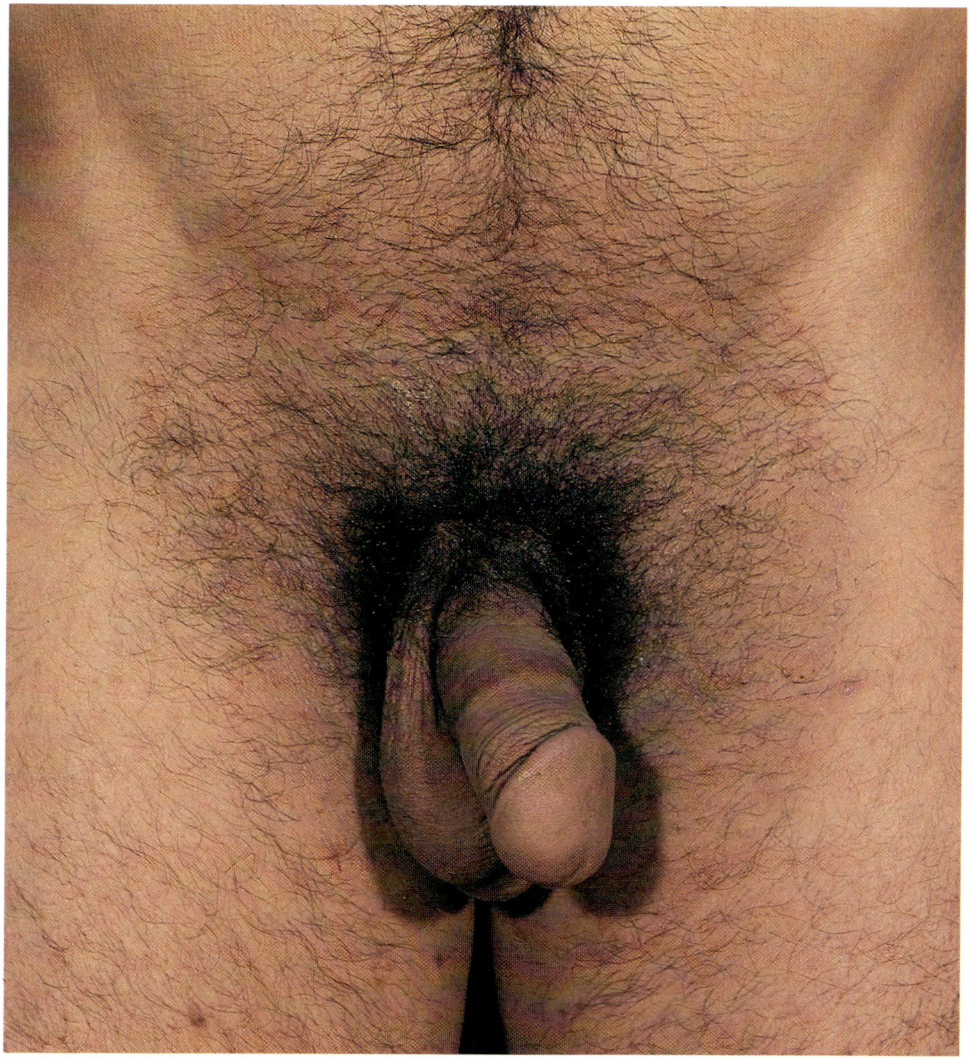

Abb. 45: Inguinale Epidermomykose. Erreger: Trichophyton mentagrophytes.

Differentialdiagnose

Erythrasma
Mazerationsdermatitis
Pomadenkruste
Intertriginöse Psoriasis
Kontaktdermatitis

Nomenklatur

Inguinalmykose
Trichomycosis inguinalis
Tinea inguinalis
Eczema marginatum

Klinik

- *Polyzyklisch begrenzte Herde,* die sich zentrifugal ausbreiten. Das Gesäß ist meist mitbefallen (Abb. 45, 46).
- Scheibenförmige *Satellitenherde* sind häufig. Sie sind mit *randbetontem Erythem, Schuppung* und immer mit *Knötchen- und Pustelbildung* versehen.
- In der Inguinalfalte kommt es durch Überhitzung und vermehrte Schweißbildung zu *rhagadenartigen Mazerationen.*

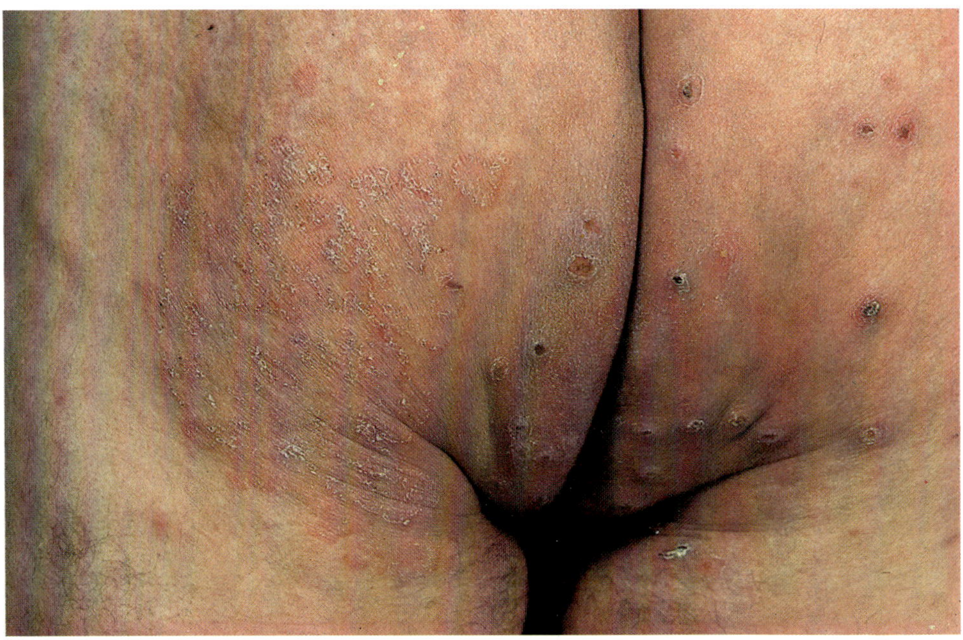

Abb. 46: Epidermomykose mit Übergang in Trichomykose, Tinea corporis durch Trichophyton rubrum.

Symptomatik

- Der *Juckreiz* ist meist ausgeprägt.
- Schmerzen sind selten.

Die Inguinalmykose ist eine spezielle Form der Mykosen am Körper. Sie ist besonders häufig bei Erwachsenen zu finden. Männer erkranken häufiger als Frauen.

Disponierende Faktoren

Enge oder luftundurchlässige Kleidung, die zu *Wärme- und Feuchtigkeitsstau* führt.
Adipositas.
Langes Sitzen, z.B. bei sitzenden Beschäftigungen im Beruf.
Feuchtwarmes Klima in Tropen und Subtropen.

Erregerspektrum

häufig	selten
Dermatophyten:	
Trichophyton rubrum	Microsporum gypseum
Trichophyton mentagrophytes	Trichophyton violaceum
Epidermophyton floccosum	u.a.
Hefen:	Candida albicans
	Candida langeronii (tropicalis)
	u.a.

Der Nachweis von Schimmelpilzen in den inguinalen Läsionen muß als Kontamination angesehen werden.

Sicherung der Diagnose

- In ca. 80% der Fälle können *Pilzstrukturen nativ* nachgewiesen werden.
- *Die kulturelle Untersuchung* randständiger, festsitzender *Schuppen* oder auch aus Knötchen ragender *Lanugohaare* sichert die Diagnose.
- Abstrichuntersuchungen aus randständigen Pusteln ermöglichen nur das Auffinden einer Superinfektion durch Bakterien oder pathogene Hefen. Durch Abstrichuntersuchungen können nur intertriginöse Kandidosen diagnostiziert werden.

Therapie

- *Eine Lokaltherapie* mit *imidazolhaltigen* oder *ciclopiroxolaminhaltigen Cremes* ist indiziert, wenn bei Nativuntersuchung der Schuppen Pilzstrukturen gefunden werden.
- *Vorgehen:* 2mal täglich Waschen mit einem Syndet, danach Applikation einer desinfizierenden Lösung, eintrocknen lassen,
  Applikation von *Ciclopiroxolamin-Creme* oder einer *Creme, die Imidazolderivate* enthält.
- Die systemische Therapie ist selten indiziert (Abb. 47).
- Bei hochgradiger Entzündung kann initial, z. B. für eine Woche, mit einer *kortikoidhaltigen Creme* behandelt werden. Eine längere Applikation von Kortikoiden als Monotherapie oder in Kombination mit Antimykotika ist zu vermeiden.

Therapiedauer

Nach völliger Abheilung, die manchmal eine diskrete postinflammatorische Hyperpigmentierung zurücklassen kann, soll die antimykotische Therapie über weitere 3 Wochen empfohlen werden.

Prophylaxe

Ausschaltung der oben genannten Dispositionsfaktoren und sorgfältige Hygiene. *Die Inguinalregion soll durch regelmäßiges Waschen und Abtrocknen sowie Puderapplikation trocken gehalten werden.*

Therapieversager

Mißerfolge sind durch nicht ausreichend lange durchgeführte Therapie begründet.

> Jeder sogenannte Therapieversager, *d. h. jeder Patient* mit einer therapierefraktären Inguinalmykose, gehört in fachdermatologische Behandlung. Vor der Überweisung müssen alle Antimykotika für eine Woche abgesetzt werden.

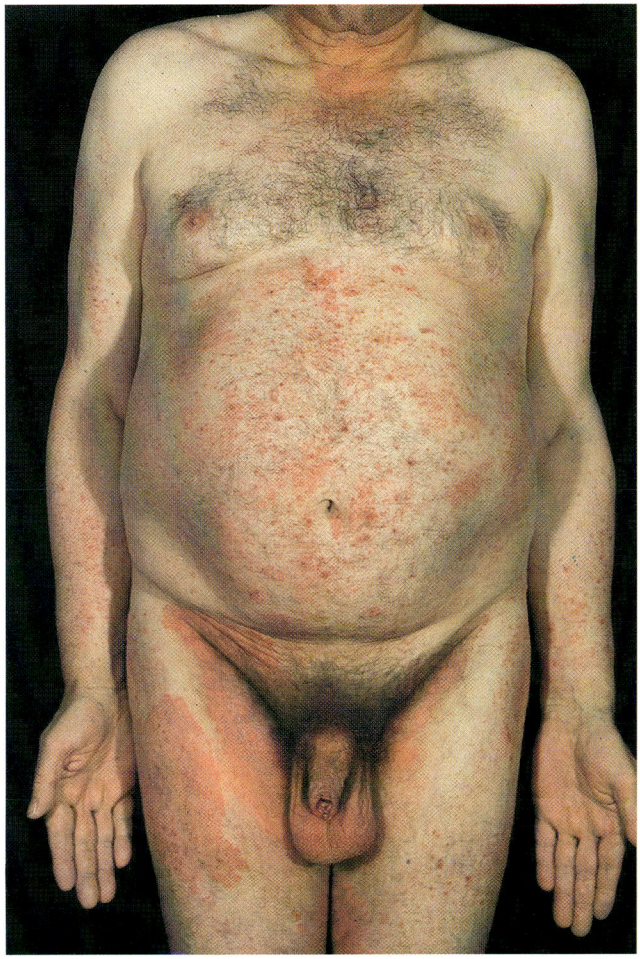

Abb. 47: Ausgedehnte Mykose, Tinea corporis durch Trichophyton rubrum. Aufgrund der Ausdehnung ist eine systemische Therapie indiziert.

Prognose

Die Prognose ist gut, besonders bei Ausschaltung der oben genannten Dispositionsfaktoren.

Bei unsachgemäßer Behandlung der Inguinalmykose können atypische, unspezifische Bilder entstehen (Abb. 48), die jede weitere Diagnostik erschweren. Dies gilt vor allem für die Behandlung mit Kortikosteroiden oder Kombinationspräparaten, die Kortikosteroide enthalten! Hierdurch kommt es zu einer Unterdrückung der Hautreaktionen und des Juckreizes. Die nummulär angeordneten Erytheme mit Schuppung und Pustelbildung verschwinden. Der Pilz breitet sich jedoch weiter aus. Epidermo- und Trichomykosen, die auf keratinisierten Strukturen begrenzt sind, können so in perforierende Mykosen mit Granulombildung übergehen. Nach Absetzen der Steroidmedikation kommt es zum Beschwerderezidiv. Die Diagnose ist schwierig zu stellen, da das klinische Bild verfälscht und mangels Schuppen der Pilznachweis erschwert ist. *Die Behandlung soll in diesen Fällen durch einen Dermatologen weitergeführt werden. Es muß versucht werden, Pilze in ausgezupften Lanugohaaren oder histologisch im Follikel nachzuweisen.*

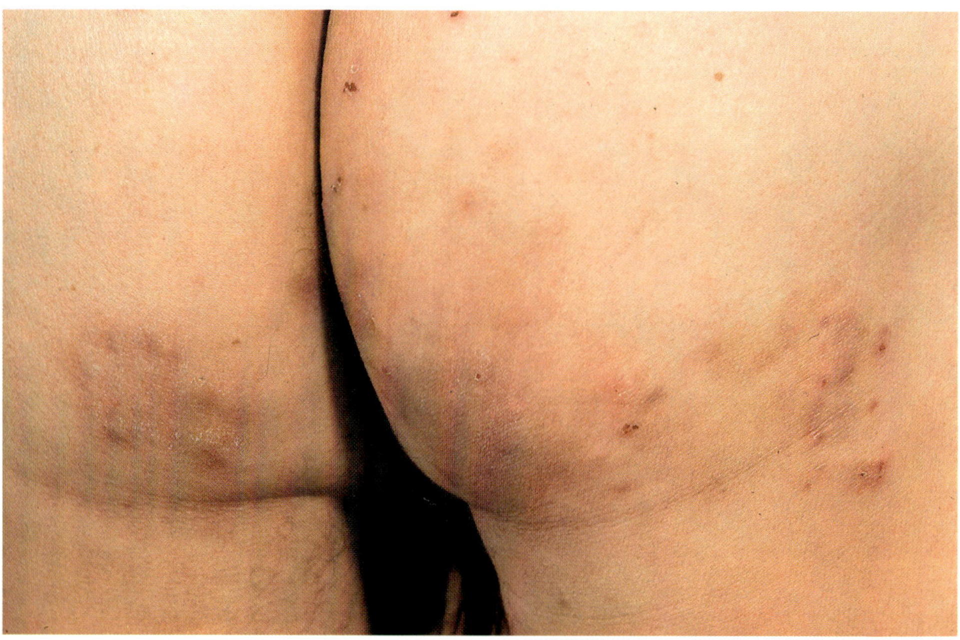

Abb. 48: Atypische Mykose nach Kortikoidbehandlung. Erreger: Trichophyton rubrum.

Pityriasis versicolor

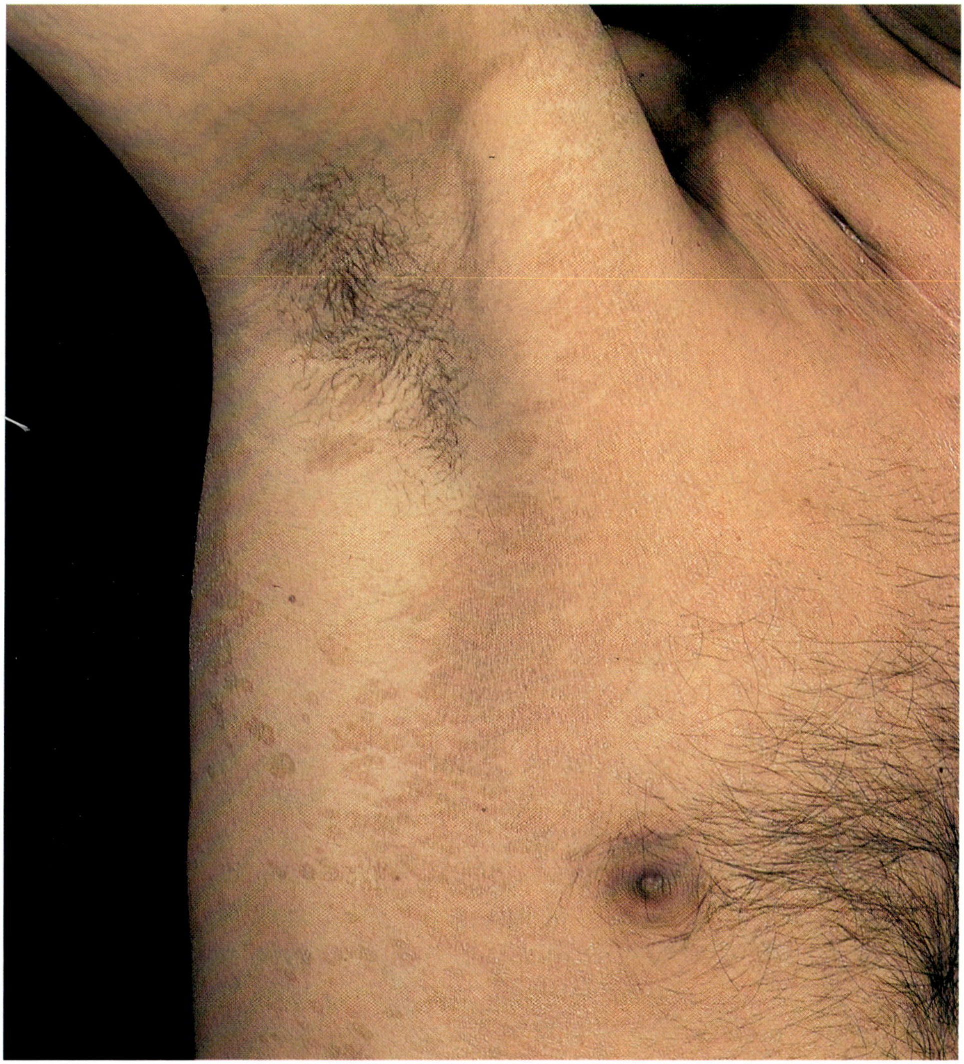

Abb. 49: Pityriasis versicolor, oberflächliche Mykose im Stammbereich. Typische graubraune Hautareale mit lamellöser Schuppung, in denen massenhaft Pilzelemente nachweisbar sind.

Differentialdiagnose

Vitiligo
Pityriasis simplex
Disseminiertes Erythrasma

Nomenklatur

Pityriasis versicolor
Tinea versicolor

Klinik

Vor allem im Bereich der vorderen und hinteren Schweißrinne lokalisierte, *fleckige, später konfluierende Hypo- oder Hyperpigmentierung* mit homogener, feinlamellöser Schuppung, die bei Ankratzen besonders deutlich wird (Hobelspanphänomen).

Symptomatik

Selten Juckreiz

Disponierende Faktoren

Verstärkte Schweiß- und Talgproduktion, feuchtigkeitsstaufördernde Kleidung, z. B. aus synthetischen Fasern, und mangelnde Hygiene.
Die Infektiosität ist gering.

Erregerspektrum

Malassezia furfur (Pityrosporum ovale)

Sicherung der Diagnose

Die Klinik ist wegweisend, der Erreger Malassezia furfur kann in der lamellösen Schuppung unter dem Mikroskop durch seine *typische Sporenbildung*, kombiniert mit kurzen, *y-artig verzweigten Hyphen* nachgewiesen werden. Die kulturelle Anzüchtung ist schwierig.

Therapie

Selendisulfid oder *Dequaliniumchlorid* in synthetischen Detergenzien sollen zum Duschen und Baden verwendet werden.

- ▶ Wichtig ist die Haarwäsche mit diesen Präparaten. Die Anwendung soll regelmäßig jeden 2. Tag über 14 Tage erfolgen, später einmal/Woche.
- ▶ Die Applikation über mehrere Stunden ist möglich, danach gründliches Abwaschen.
- ▶ Die Therapie mit den genannten Präparaten soll kombiniert werden mit anderen die Abschilferung der Haut fördernden Lokaltherapeutika wie beispielsweise *2%igem Salizylspiritus.*
  Um Malassezia furfur auch in tieferen Anteilen des Follikels zu erreichen, empfiehlt sich die Applikation von antimyzetisch wirksamen Cremes. Empfehlenswert sind *Ciclopiroxolamin* oder *Imidazolderivate.*
- ▶ Eine interne Therapie mit 200 mg *Ketoconazol* pro Tag für eine Woche unter sorgfältiger Risikoabwägung wird für Ausnahmefälle empfohlen.

Die Patienten müssen darüber aufgeklärt werden, daß die Pilze durch diese Therapeutika zwar beseitigt werden können, die kosmetisch störenden Hypo- oder Hyperpigmentierungen jedoch über längere Zeit bestehen bleiben.

Prophylaxe

Meidung von okklusiv wirkenden Kleidungsstücken.
Regelmäßige Anwendung der genannten Shampoo-Therapeutika, z. B. einmal in der Woche.
Behandlung von Erkrankungen, die mit Hyperhidrose einhergehen können, z. B. bei vegetativer Dystonie.

Therapiedauer

Nicht sicher festzulegen, zumindest bis zum völligen Verschwinden der pityriasiformen, feinlamellösen Schuppung.

Therapieversager

Es besteht die Gefahr von Rezidivinfektionen aus tiefen Follikelanteilen. Versager treten ferner auf, wenn die Therapie nicht lange genug durchgeführt wird.

Erschwert wird das Vorgehen dadurch, daß die Dauer der Therapie schwer festzulegen ist.

Prognose

Pityriasis versicolor ist eine chronisch verlaufende Erkrankung mit häufigen Rezidiven, vor allem, wenn disponierende Faktoren nicht sorgfältig ausgeschaltet werden.

Mykosen im Gesicht

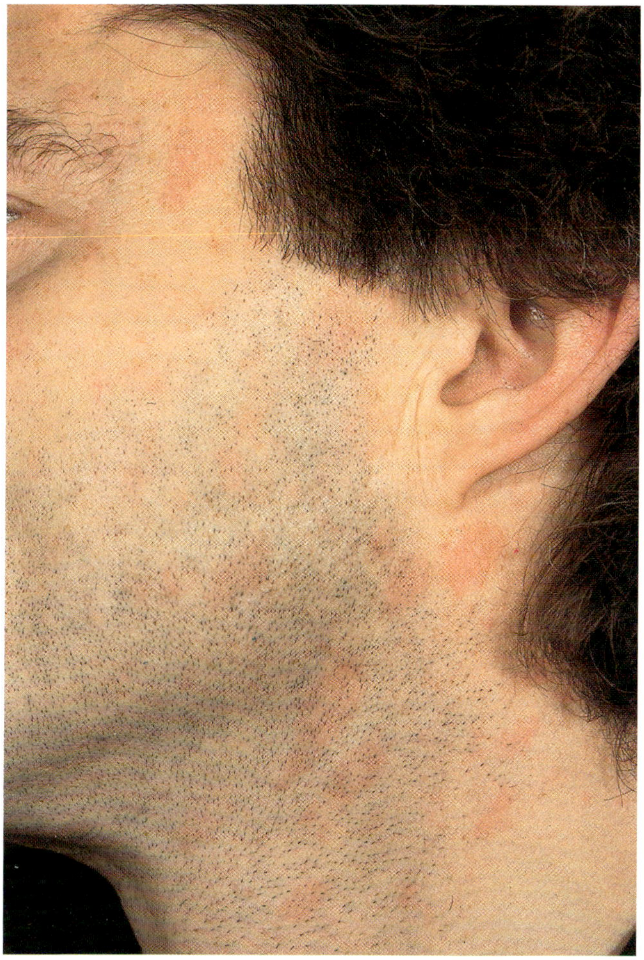

Abb. 50: Disseminierte scheibenförmige Herde können auf eine Pilzinfektion hinweisen.

Differentialdiagnose

Seborrhoische Dermatitis
Pityriasis simplex

Nomenklatur

Tinea faciei
Epidermo-Trichomykose des Gesichtes

Klinik

- Die scheibenförmigen Herde zeigen randständige *Schuppung* oder *Bläschen-, Knoten-* und *Pustelbildung.*
- Zentral besteht meist nur Schuppung.
- Das Erythem ist *randbetont* und sehr variabel ausgeprägt (Abb. 51), wie auch die *Schwellung* der befallenen Hautareale.
- Atypische klinische Verlaufsformen nehmen zu (Abb. 52).

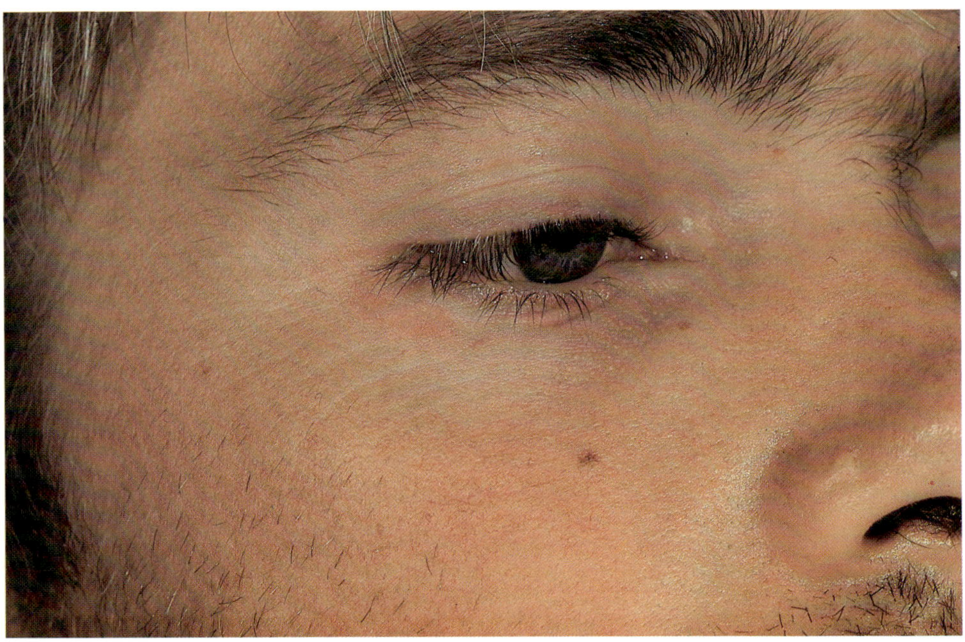

Abb. 51: Mykose unter dem Augenlid durch Microsporum canis.

Symptomatik

- *Juckreiz*

Disponierende Faktoren

Kinder, die Kontakt mit infizierten Tieren wie Katzen (Abb. 53), Goldhamstern, Meerschweinchen oder auch Igeln (Abb. 54) haben, sind besonders gefährdet. Berufsbedingte Kontaktinfektionen kommen vor.

Erregerspektrum

häufig	selten
Dermatophyten:	
Microsporum canis	Trichophyton mentagrophytes
Trichophyton rubrum	Trichophyton violaceum u. a.

Der Nachweis von Hefen und Schimmelpilzen in untersuchten Materialien sollte nicht als ätiologische Klärung des Krankheitsbildes angesehen werden.

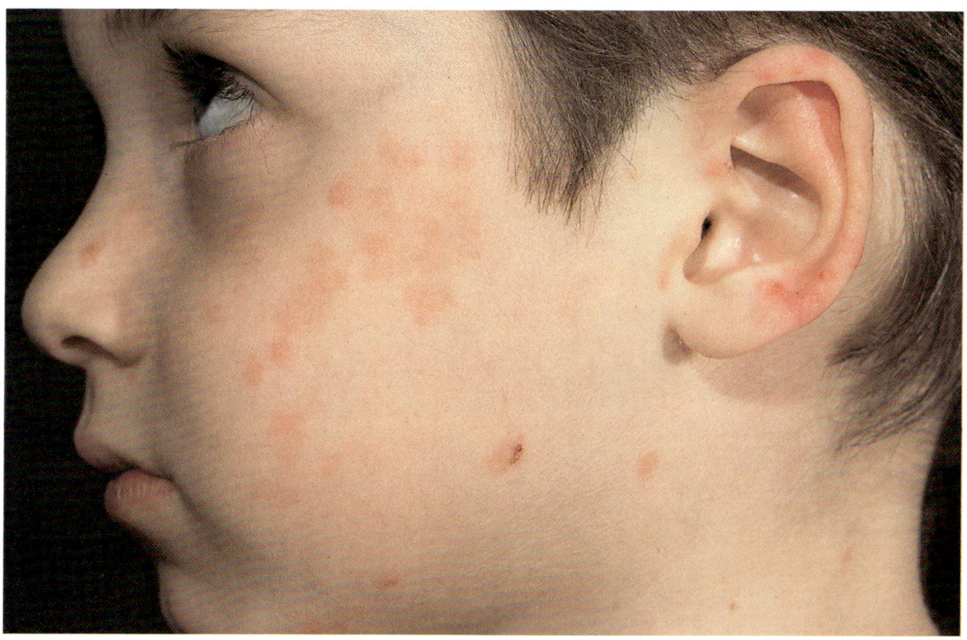

Abb. 52: Mykose mit atypischem Aspekt bei einem Kind aus der Türkei durch Trichophyton violaceum.

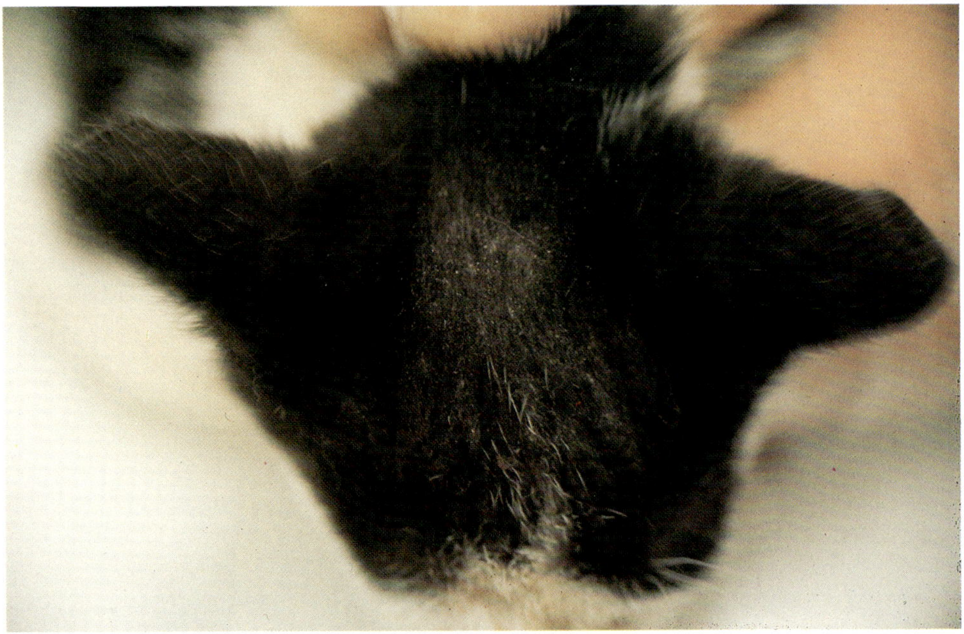

Abb. 53: Mykose bei der Katze durch Microsporum canis. Die abgebildete Katze war die Infektionsquelle für das in Abb. 52 gezeigte Kind.

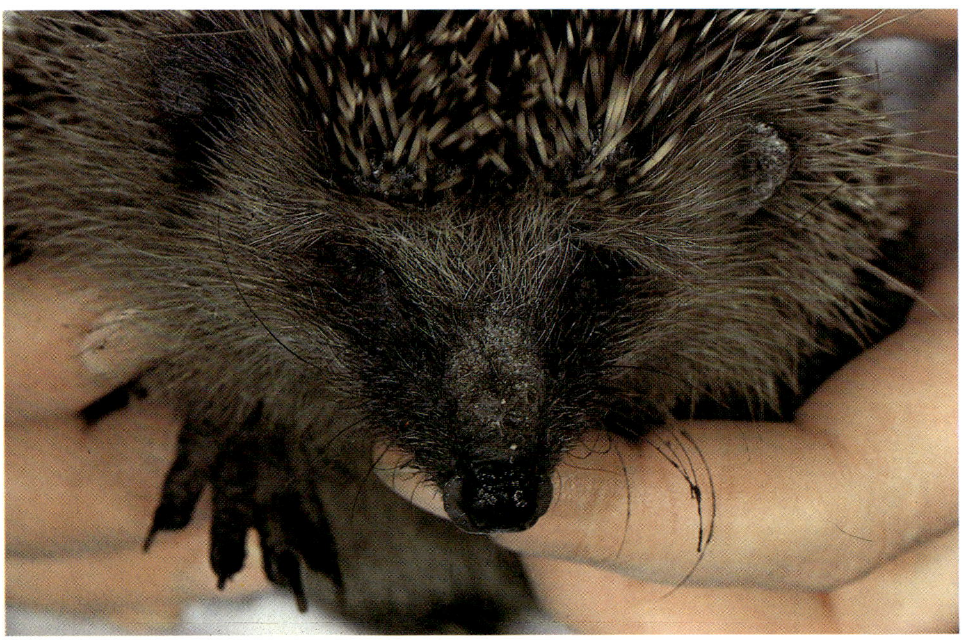

Abb. 54: Mykose bei einem Igel durch Trichophyton erinacei. Ein Kind hatte sich angesteckt und war an einer Mykose des rechten Handgelenkes erkrankt.

Sicherung der Diagnose

Eine sichere Diagnose ist *nur durch Pilznachweis in der Kultur möglich.*

- Bei 80% der Fälle lassen sich bereits *nativ* und unter dem Mikroskop Pilzelemente nachweisen.
- Bei bestimmten Erregern, z. B. Microsporum canis, kann die Nativuntersuchung durch eine *Wood-Licht-Untersuchung* ergänzt werden.
- Die exakte Diagnostik gelingt nur, wenn randständige, noch fest haftende *Schuppen* oder ausgezupfte *Lanugohärchen* zur Untersuchung gelangen.
- Abstriche aus den reaktiven Pusteln ergeben *falsch-negative* Resultate.

Therapie

- ▶ Die *lokale Behandlung* mit *Imidazolderivaten, Ciclopiroxolamin-Creme* oder *Tolnaftat* ist nur bei wenigen Einzelherden erfolgversprechend.
- ▶ *Die Indikation zur systemischen Therapie mit Griseofulvin sollte großzügig gestellt werden.*
  Griseofulvin wird in der Dosierung von 10 mg/kg Körpergewicht gegeben.
- ▶ Infektionen durch Trichophyton-Arten sind auch durch *Ketoconazol* 200 mg/Tag behandelbar, was für die Infektionen durch Microsporum canis nicht gesichert ist. Nebenwirkungen und Konsequenzen sind zu beachten.

Therapiedauer

Die klinisch unter Hyperpigmentierung abgeheilten Einzelherde müssen mykologisch kontrolliert werden. Bei der Microsporum-canis-Infektion ist eine Wood-Licht-Untersuchung ausreichend, bei anderen die Untersuchung von ausgezupften Lanugohärchen.

- ▶ *Erst bei negativem mykologischem Befund kann die Therapie beendet werden.*

Therapieversager

- ▶ *Rezidive* sind häufig, wenn nur lokal behandelt wird oder auf die Kontrolluntersuchung vor Abbruch einer systemischen Behandlung verzichtet wird.
- ▶ *Re-Infektionen* sind die Regel, wenn die Infektionsquellen, z. B. Spieltiere, nicht mitbehandelt werden.

Die Therapiekontrolle setzt spezielle Kenntnisse voraus und sollte möglichst vom Dermatologen vorgenommen werden.

Prophylaxe

Minimierung der Disposition
Behandlung eventueller Infektionsquellen

Prognose

Unbehandelt breitet sich die Erkrankung aus, es kommt zur *Disseminierung durch Kratzen.*
Spontanheilungen sind nicht gesichert.
Über Kratzdefekte kann es zur *Superinfektion* und Narbenbildung kommen.
Bei unsachgemäßer Behandlung von Mykosen im Gesicht und Stammbereich entstehen klinisch atypische Mykosen, die schwer diagnostizierbar und schwer behandelbar sind (s. Kapitel »Inguinalmykose«).
Die häufigste unsachgemäße Behandlung ist die Applikation von Kortikosteroiden als Monotherapie oder auch in Kombination mit Antimykotika. Dies sollte unbedingt vermieden werden.

Mykosen des Bartes

Für Pilzinfektionen des Bartes gilt, was im folgenden für die Infektionen des behaarten Kopfes gesagt wird.

- Wichtig ist die Unterscheidung von nichtperforierender Epidermo- und Trichomykose und perforierenden Infektionen.

Nichtperforierende Bartmykosen

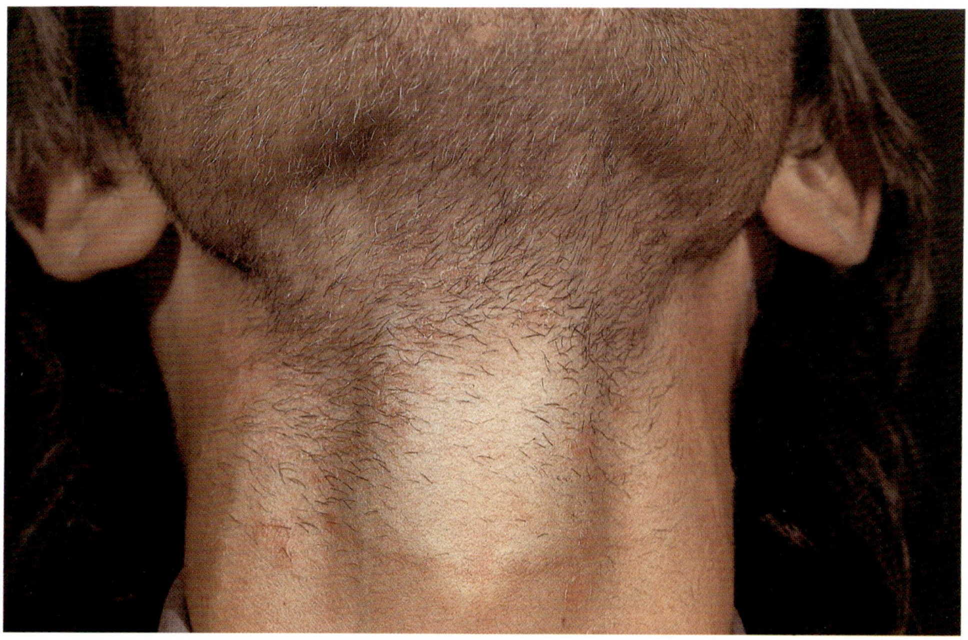

Abb. 55: Pilzinfektion des Bartes. Tinea barbae durch Microsporum canis. Infektionsquelle war eine infizierte Katze.

Differentialdiagnose

Seborrhoische Dermatitis
Kontaktdermatitis

Nomenklatur

Bartmykose
Tinea barbae
Mikrosporie

Klinik

- *Anuläre Schuppung und Erythembildung* mit diskreter Elevation werden einige Wochen nach der Infektion erkennbar.
- *Streuherde* auf Hals und behaarte Gesichtshaut vervollständigen das Bild.

Symptomatik

Juckreiz ist meist das Leitsymptom.

Disponierende Faktoren

Kontakt mit infizierten Tieren.

Erregerspektrum

Es entspricht dem bei Mykosen am behaarten Kopf

Sicherung der Diagnose

Nur durch Pilznachweis möglich (siehe Mykosen am behaarten Kopf).

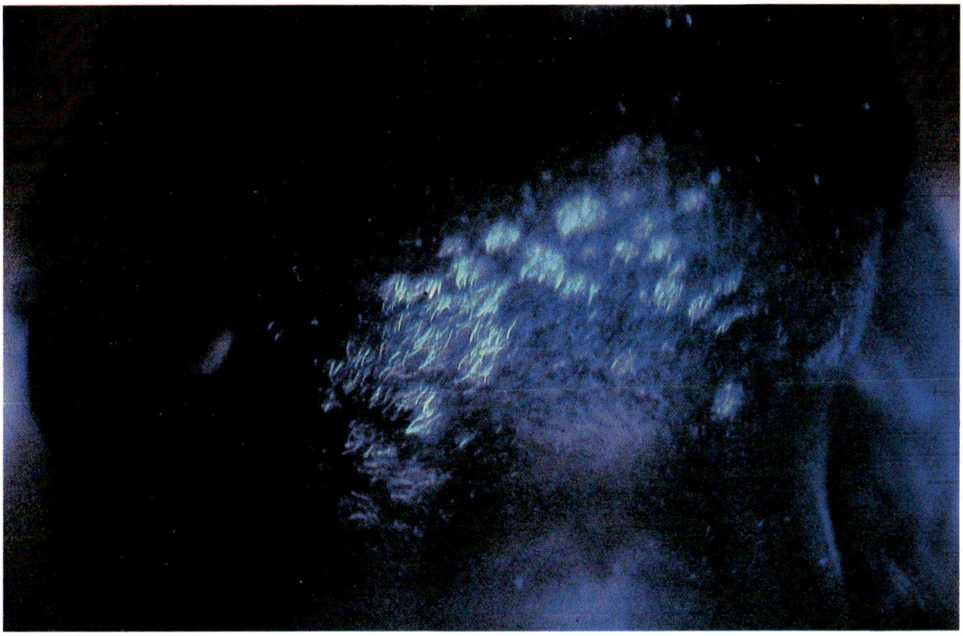

Abb. 56: Mikrosporie im Bartbereich. Die Wood-Licht-Untersuchung wird erleichtert, wenn sich der Patient für 1–2 Tage nicht rasiert.

Therapie und Prognose

Es gilt ebenfalls, was für die Mykosen am behaarten Kopf gesagt wird.

- *Besonders wichtig erscheint die Therapieüberwachung,* die im Bereich des Bartes durch regelmäßige Rasur erschwert werden kann.
- Abschlußuntersuchungen, bei denen mit dem *Wood-Licht* noch infizierte Haare aufgesucht und kulturell untersucht werden müssen, sollten idealerweise nach 2–4tägigem Bartwuchs erfolgen.
- *Kulturelle Kontrollen* vor Therapieabbruch sind unbedingt notwendig.

Perforierende Bartmykosen

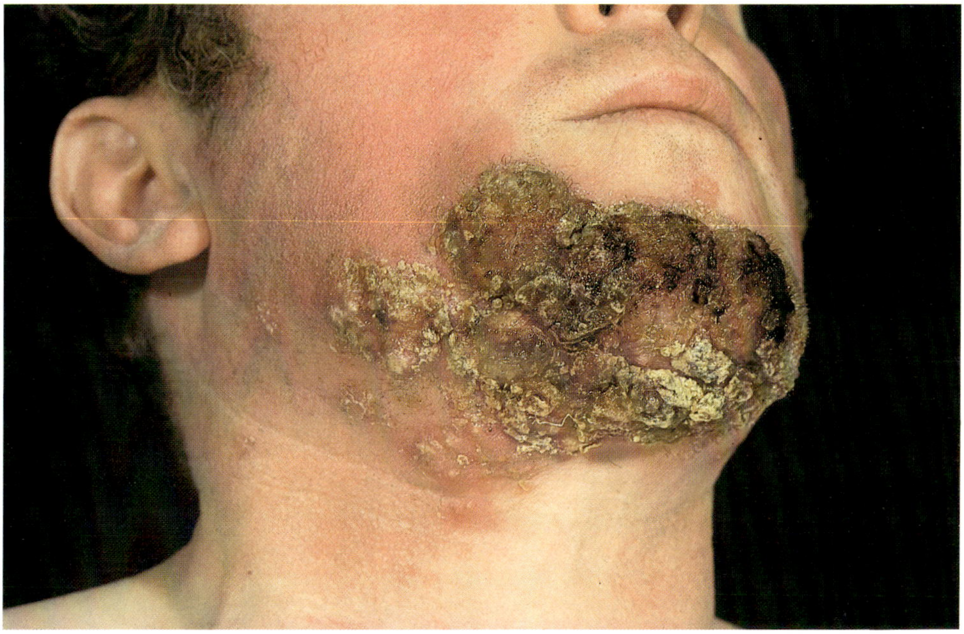

Abb. 57: Mykose im Bereich des Bartes mit Perforation, Sycosis barbae durch Trichophyton verrucosum.

Differentialdiagnose

Bakterielle Follikulitis
Rosazea
Pseudofollikulitis
Karbunkel

Nomenklatur

Bartmykose
Tinea barbae
Sycosis barbae
Tiefe Trichophytie
Candidosis barbae

Klinik

- Erste Zeichen sind *multilokuläre follikuläre Pusteln.*
- Danach entstehen häufig anulär angeordnete *Serokrusten.*
- Bei fortschreitender Infektion entstehen weiche, mit *Abszessen* durchsetzte, granulomatöse *Tumoren* (Abb. 58).

Symptomatik

Sehr variabel, vom *Juckreiz* bis zu *starken Schmerzen* mit Reduktion des Allgemeinbefindens.

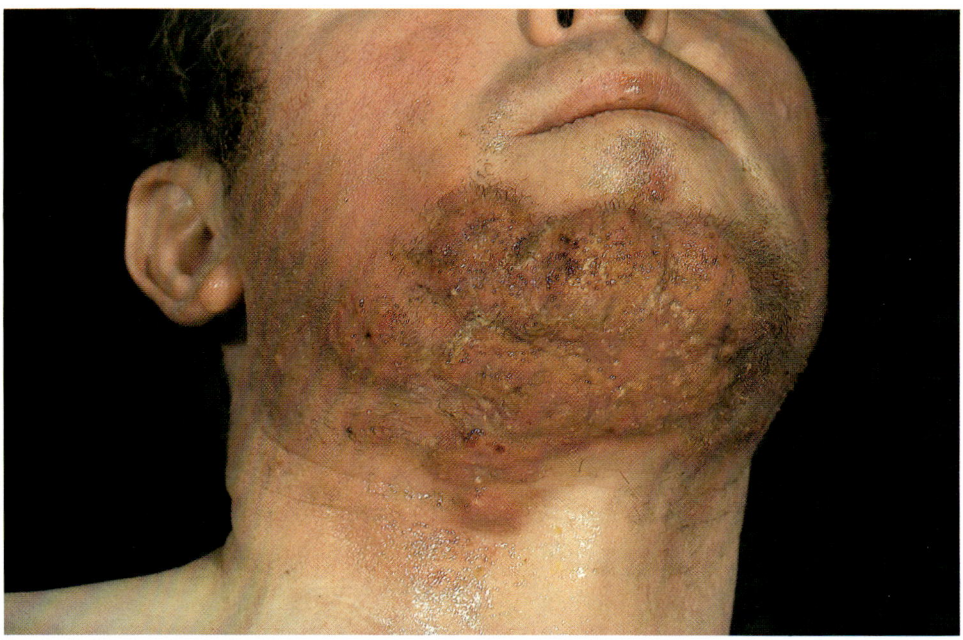

Abb. 58: Perforierende Mykose des Bartes, Sycosis barbae. Nach Krustenlösung werden die histologisch durch Granulationen gekennzeichneten, teilweise fistelnden Veränderungen deutlich.

Disponierende Faktoren

Beruflicher Kontakt mit infizierten Materialien, z. B. bei Landwirten.

Erregerspektrum

Wie bei Mykosen am behaarten Kopf.

Sicherung der Diagnose

Nur durch Pilznachweis möglich, wie er unter dem Kapitel »Mykosen am behaarten Kopf« beschrieben wurde.

Therapie und Prognose

Siehe Mykosen am behaarten Kopf.
Eine stationäre Betreuung in Hautkliniken ist meist notwendig.

▶ *Diagnose und Therapie sollten möglichst vom Dermatologen durchgeführt werden.*

Mykosen am behaarten Kopf

Wichtig ist die Unterscheidung in:
nichtperforierende Epidermo- und Trichomykosen,
perforierende follikuläre Infektionen, die prinzipiell durch alle Erreger möglich sind, aber bei einigen besonders häufig gefunden werden.
Die Unterscheidung perforierender und nichtperforierender Infektionen ist weitgehend klinisch möglich und kann durch histologische Untersuchungen gesichert werden.

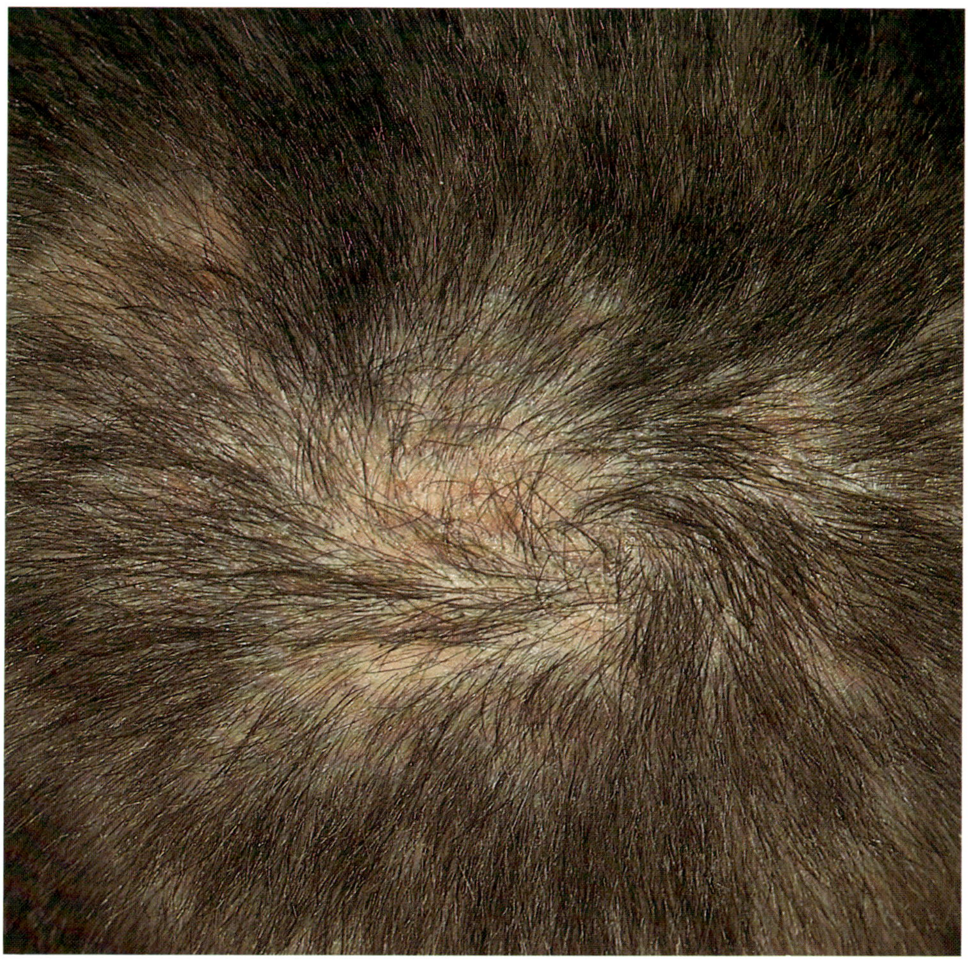

Abb. 59: Entzündliche Veränderungen im Bereich des behaarten Kopfes mit mehr oder weniger umschriebenem Haarausfall können durch Pilze bedingt sein.

Nichtperforierende Mykosen des Haupthaares

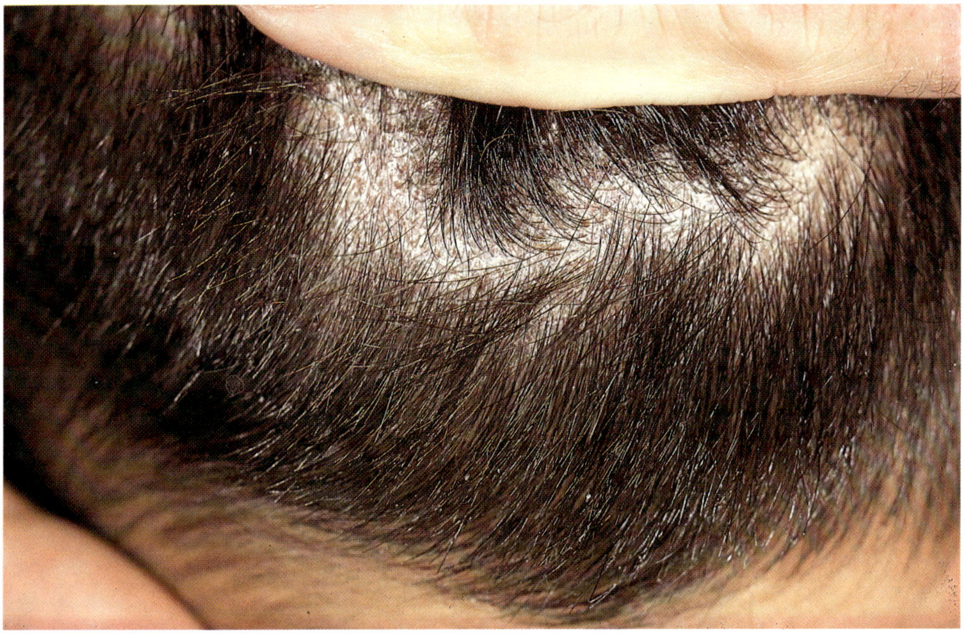

Abb. 60: Mykose am behaarten Kopf. Initiale Infektion mit Trichophyton schoenleinii.

Differentialdiagnose

Seborrhoea capitis
Psoriasis vulgaris

Nomenklatur

Kopfmykose
Tinea capitis
Trichophytie
Mikrosporie

Klinik

- Langsam *progressiver Haarausfall* ist meist das Leitsymptom.
- Entzündungszeichen, wie fein- bis groblamellöse *Schuppung* und *Erythembildung, können verschieden stark ausgeprägt sein.*
- *Streuherde* können am Hals und Stamm aufgefunden werden.
- Gelegentlich werden follikuläre Hyperkeratosen gefunden. Innerhalb der Krankheitsherde sind die *Haare abgebrochen,* so daß der Eindruck einer sehr kurz geschnittenen Wiese entsteht (Abb. 61).

Symptomatik

Juckreiz kommt vor, jedoch seltener als bei anderen Mykosen.

Disponierende Faktoren

Alter und immunologische Faktoren spielen eine besondere Rolle.
Säuglinge, Klein- und Schulkinder werden häufiger als Erwachsene befallen.
Immunsupprimierte Patienten erkranken leichter als immunkompetente.
Infektionsquellen sind fast immer Haus- und Spieltiere oder relativ asymptomatisch erkrankte Familienmitglieder.
Epidemien in Schulen, Kindergärten und Heimen kommen vor.

Erregerspektrum

häufig	selten
Dermatophyten:	
Microsporum canis	Trichophyton rubrum
Microsporum audouinii	Microsporum gypseum
	Trichophyton schoenleinii
	Trichophyton violaceum

Sicherung der Diagnose

- *Eine Diagnose ist nur durch Pilznachweis möglich.*
- Eine schnelle und orientierende Untersuchung gelingt durch die Beleuchtung mit *UVA-Licht* (Wood-Lampe) in einem vollständig abgedunkelten Raum (Abb. 62).

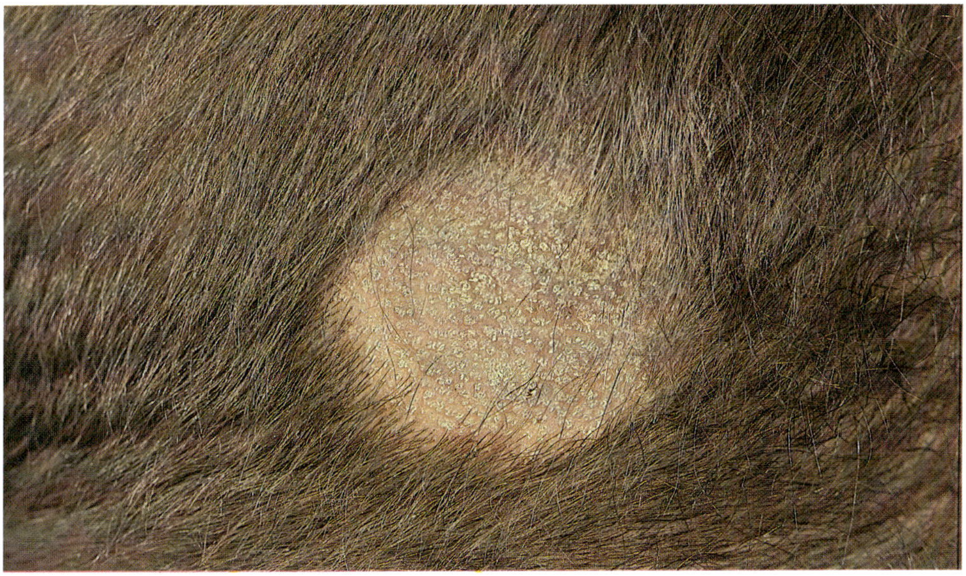

Abb. 61: Mykose am behaarten Kopf durch Microsporum canis, Mikrosporie.

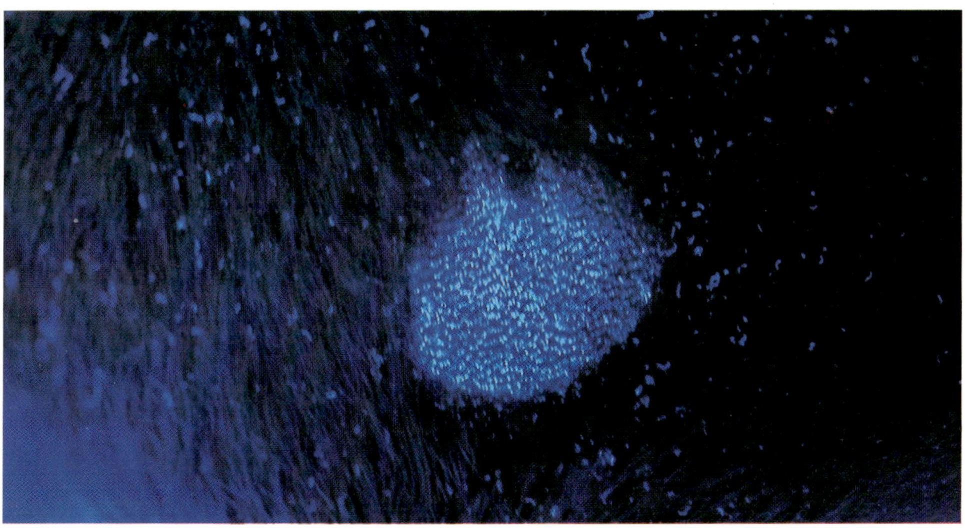

Abb. 62: Mykose am behaarten Kopf. Unter der Beleuchtung mit UVA-Licht werden die infizierten Haarstümpfe durch Grüngelbfluoreszenz sichtbar. Erreger: Microsporum canis.

- *Die Wood-Licht-Untersuchung ersetzt nicht die kulturelle Diagnostik.*
- Weitere orientierende Informationen über die beteiligten Erreger können durch *Nativ-Untersuchungen von Haaren* gewonnen werden. Wichtig ist es, nicht zu locker sitzende Haarstümpfe mit einer Pinzette auszuzupfen und nach Aufquellung in 15%iger Kalilauge zu untersuchen. *Die Untersuchung abgeschnittener Haare ist sinnlos.*
- Beurteilt werden die *Größe der Sporen* und ihr Arrangement in bezug auf den Haarschaft. Die Sporen können endotrich im Haarschaft oder ektotrich als Manschette um den Haarschaft aufgefunden werden.
- *Auch die Kalilaugen-Nativuntersuchung ersetzt in keinem Fall den kulturellen Nachweis der Erreger.*
- *Der kulturelle Nachweis* gelingt durch die Untersuchung ausgezupfter Haarstümpfe, die, falls möglich, unter Beleuchtung mit Wood-Licht gewonnen wurden.

Therapie

- ▶ Nur bei ganz initialen Infektionen erscheint eine Lokaltherapie ausreichend.
- ▶ Auf eine antientzündliche Therapie kann fast immer verzichtet werden.
- ▶ In der Regel wird ein *Antimykotikum,* z. B. ein Breitband-Antimykotikum, oder *Tolnaftat-* oder *Tolciclat-haltige Antimykotika* 3mal täglich in die befallene Kopfhaut einmassiert.
- ▶ Zusätzlich zweitägliche *Waschungen* mit einem *Syndet.*
- ▶ Die Behandlungsdauer kann durch die interne Gabe von Griseofulvin 10 mg/kg Körpergewicht und Tag erheblich abgekürzt werden.

Ketoconazol scheint bei Infektionen durch Microsporum-Arten weniger wirksam zu sein.

Therapiedauer

Sie ist äußerst variabel, eine klinische Überwachung nicht ausreichend. Der Therapieeffekt muß durch Konsekutivuntersuchungen, z.B. mit der Wood-Lampe oder auch durch Nativuntersuchungen, überprüft werden.

- ▶ *Vor Beendigung der Therapie muß eine kulturelle Untersuchung erfolgen.* Erst eine negative Kultur erlaubt den Therapieabbruch.

Prophylaxe

Minimierung der Disposition
Umgebungsuntersuchungen
Ausschaltung bzw. Behandlungen möglicher Infektionsquellen

Therapieversager

Meistens nicht lange genug durchgeführte Behandlung. Selten Neuinfektionen.

Prognose

Die Prognose ist mit Einschränkungen vom Erreger abhängig. Bei nicht rechtzeitig einsetzender Behandlung breiten sich Microsporum-canis-Infektionen eher in der Horizontalen aus. Sie können dann zu disseminierten, aber oberflächlichen Infektionen des gesamten Integumentes führen.
Infektionen mit Trichophyton-Arten, die als Infektion zunächst auf keratinisierte Strukturen beschränkt sind (Abb. 60), beginnen in die Haarschäfte einzuwachsen und zerstören durch Ruptur die Haarfollikel. Diese perforierende Infektion kann nur noch mit Narbenbildung abheilen (Abb. 64, 65).

Perforierende Mykosen des Haupthaares

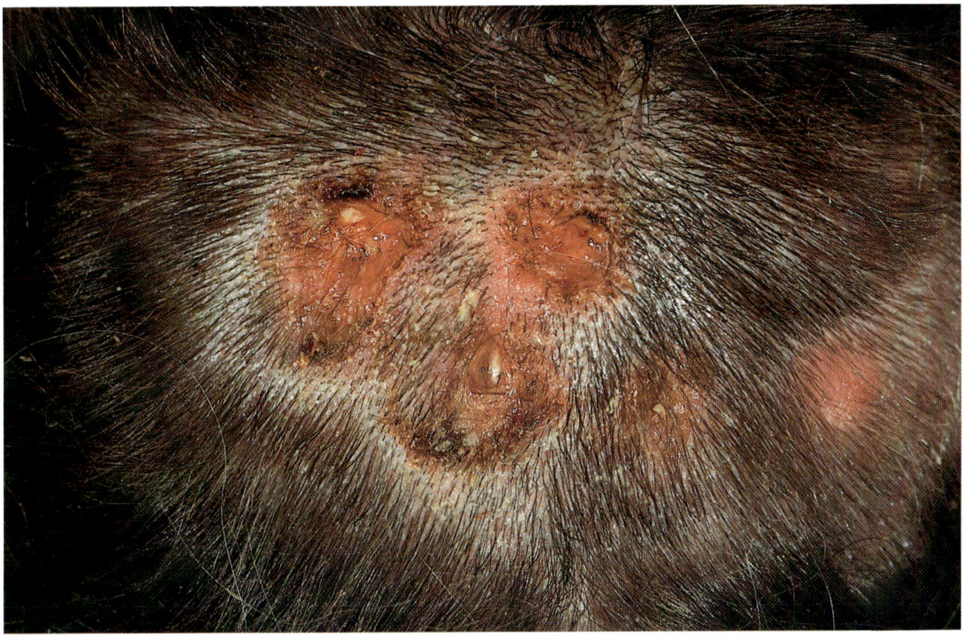

Abb. 63: Mykose am behaarten Kopf. Deutliche Zeichen der Perforation mit Rötung, Exsudation und Krustenbildung. Erreger: Trichophyton rubrum.

Differentialdiagnose der akut entzündlichen Kopfmykosen

Bakterielle Follikulitis
Nekrotisierende Follikulitis
Folliculitis et Perifolliculitis abcedens et suffodiens
Folliculitis keloidalis

Differentialdiagnose der hyperkeratotischen perforierenden Infektionen

Seborrhoea capitis
Psoriasis vulgaris

Nomenklatur

Perforierende Mykose des behaarten Kopfes
Tinea capitis
Tiefe Trichophytie
Phlegmasische Trichophytie
Kerion Celsi
Favus

Klinik

Man kann akut entzündliche Infektionen mit bakteriellen Superinfektionen (Kerion Celsi) von chronischen mit massiver Schuppenbildung einhergehenden Infektionen unterscheiden (Favus).

- Die Klinik der akut entzündlichen Kopfmykose ist durch *Rötung, Exsudation* und *Krustenbildung* charakterisiert (Abb. 63).
- Übertritt auf Hals und Gesicht ist häufig (Abb. 65).
- Bei Fortschreiten der Entzündung kommt es zu *tiefen Abszessen* und tumorösen, *weichen Infiltraten.*
- Die nuchalen *Lymphknoten* sind immer geschwollen.
- Für die Klinik der chronisch-hyperkeratotischen Kopfmykose sind *initiale gelbbräunliche Serokrusten* (Scutulae) typisch.
- Es entstehen flache hyperkeratotische *Tumoren* fester Konsistenz (Abb. 66).

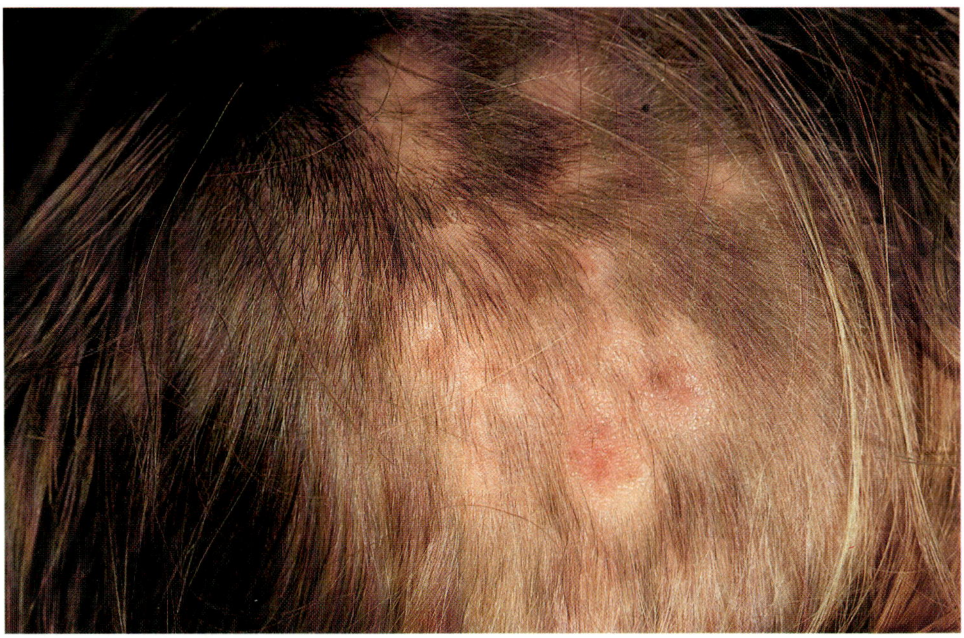

Abb. 64: Mykose am behaarten Kopf durch Trichophyton violaceum. Narbige Abheilung.

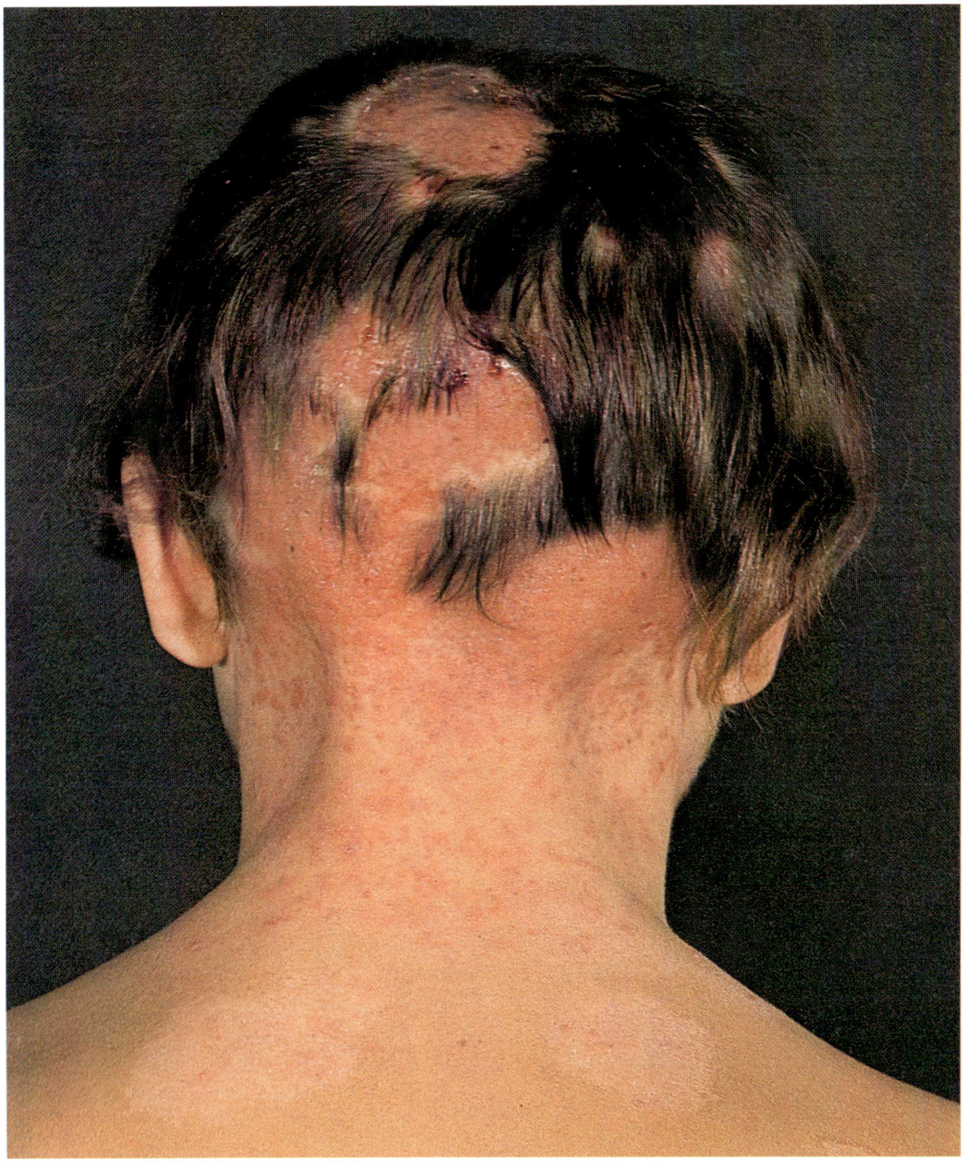

Abb. 65: *Mykose am behaarten Kopf mit Übergang auf Hals und Rücken. Erreger: Trichophyton rubrum.*

Disponierende Faktoren

Berufliche Exposition, z. B. Schlachter, Tierärzte, Landwirte.
Perforierende Infektionen mit Trichophyton schoenleinii findet man häufiger bei Klein- und Schulkindern als bei Erwachsenen.
Aufenthalte mit Exposition in Endemiegebieten, z. B. Mittelmeerraum, Vorderasien.

Erregerspektrum akut perforierender Infektionen

häufig	selten
Dermatophyten:	
Trichophyton violaceum	Trichophyton mentagrophytes
Trichophyton rubrum	Trichophyton verrucosum
	Microsporum audouinii
	Microsporum canis
	Candida albicans

Erregerspektrum hyperkeratotisch perforierender Infektionen

häufig	selten
Dermatophyten:	
Trichophyton schoenleinii	Trichophyton soudanense
Microsporum canis	
Trichophyton violaceum	

Das Erregerspektrum zeigt erhebliche regionale Abweichungen.

Symptomatik

Bei den akuten follikulären Infektionen besteht:
Juckreiz und
ausgeprägter *lokaler Schmerz.*

Nach bakterieller Superinfektion kommt es in der Regel zu Fieber und erheblicher Reduktion des Allgemeinbefindens.

- Die hyperkeratotischen Formen zeichnen sich durch relative Beschwerdefreiheit aus.

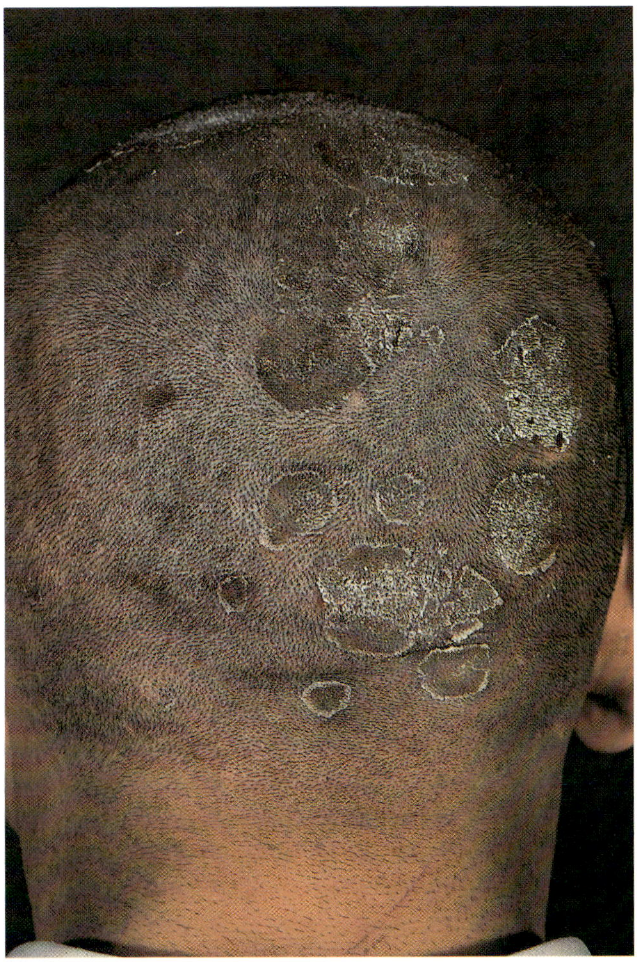

Abb. 66: Hyperkeratotische Kopfmykose durch Trichophyton schönleinii.

Sicherung der Diagnose

- Eine sichere Diagnose kann *nur durch Pilznachweis in der Kultur geführt werden.*
- Die Wood-Licht-Untersuchung versagt regelmäßig.
- Die *Nativuntersuchung* von ausgezupften Haarstümpfen bei akut entzündlichen Mykosen erfordert größte Übung.
- Bei der Abnahme des Materials für die *kulturelle Untersuchung* ist darauf zu achten, daß ausgezupfte Haarstümpfe aus dem *Randbereich* der Läsion untersucht werden.
- Die Untersuchungen von *exprimiertem Pus* oder von Follikelabstrichen erlaubt *keine mykologische Diagnose.* Sie komplettiert die Diagnostik aber zur exakten Identifizierung einer bakteriellen oder kandidotischen Superinfektion.
- Bei chronisch krustösen Mykosen können ausgezupfte *Haarstümpfe* und auch die beschriebenen *Scutulae* untersucht werden.

Therapie

▶ *Eine stationäre Betreuung in Hautkliniken ist meist unumgänglich.*

▶ *Akut entzündliche perforierende Infektionen* erfordern neben der immer notwendigen systemischen antimykotischen Behandlung meistens eine antibakterielle Behandlung des Superinfektes.

▶ Ferner muß eine *antientzündliche Lokalbehandlung* durchgeführt werden. Dies gelingt am besten mit feuchten, desinfizierenden Umschlägen, aber auch durch die lokale Applikation von Kortikoiden und Desinfizienzien.

▶ Regelmäßige Reinigung mit *Syndet-Lösungen* und mechanisches Abtragen der Exsudatkrusten sind notwendig.

▶ Zur systemischen Therapie eignet sich *Griseofulvin* 10 mg/kg Körpergewicht und Tag, bei Infektionen oder Superinfektionen mit Candida albicans *Ketoconazol* 200 mg/Tag.

Notwendige Kontrolluntersuchungen unter dieser systemischen Therapie und ihre Konsequenzen, wie oben geschildert, müssen beachtet werden.

Therapiedauer

Individuell sehr unterschiedlich lange bis zur vollständigen, d.h. narbigen Abheilung der Läsionen.
Kulturelle Kontrolluntersuchungen vor Absetzen der systemischen antimykotischen Therapie sind notwendig.

Therapieversager

Zu früher Therapieabbruch.

Prophylaxe

Eliminierung von Pilzinfektionen in Tierbeständen.

Prognose

Sie ist abhängig von der schnellen Diagnose und der konsequenten intensiven Therapie.

Die Behandlung der Mykosen im Bereich des behaarten Kopfes und vor allem ihre Überwachung erfordern dermatologische Spezialkenntnisse!

Register